胃カメラのおいしい飲ませ方

中島恒夫

日経メディカル

はじめに

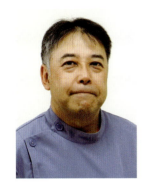

　皆さま、はじめまして。信州で「胃腸屋稼業」を専らとしている中島恒夫と申します。医療系メディアでは、私の副業（一般社団法人 全国医師連盟 代表理事を務めています）で時々文章を書いていますので、私の名前に見覚えのある方もいるかもしれません。私の本業は、消化管内視鏡検査をベースに内視鏡的粘膜下層剥離術（ESD）に快感を覚える「切開剥離屋」です。

　日経メディカル Onlineでは2016年4月から「胃カメラのおいしい入れ方」の連載をスタートし、既に1年半がたちました。これまで連載のために執筆してきた記事をベースに加筆し、書籍を発刊することになりました。

　はじめに、いくつかのお詫びとお断りを申し上げます。この本では、あえて「胃カメラ」という表現を使います。ご容赦ください。「胃カメラ」という表現は、特に、内視鏡診療でご高名な先生方からは不適切だとお叱りを受けることを承知しています。本来は「上部消化管内視鏡検査」と記すべきでしょう。しかし、私は、本書を「かしこまった学術書」にしたいとは考えていません。内視鏡に対する「近づきがたいイメージ」を払拭していただき、内視鏡にもっとフレンドリーな感覚を持っていただきたいと考え、あえて「胃カメラ」という表現を用います。また、すでに胃カメラをおいしく挿入できる「達人医師」に本書は不要ですから、本書の対象となる読者は「ビギナー」に設定しています。ビギナーを対象としているため、内視鏡画像所見に関する「うんちく」も、本書では一切取りあげていません。この点に関しては成書をご覧ください。

　その他にも品位が感じられない表現が見受けられるかもしれませんが、全ては「内視鏡に対するハードルを下げたい！　取り除きたい！」という私の思いによるものです。ご笑覧いただければ幸いです。

2017年11月

中島恒夫

CONTENTS

はじめに 3

検査を始める前に

1. なぜ胃カメラをおいしく飲んでもらう必要があるのか？ 6
2. 検査前に知っておきたいこと 10
3. 前処置は不要！ありのままの蠕動状態を観察 12
4. 「鎮静剤を使ってください！」と言われたら 14

咽喉頭を上手に通過する

5. 第1関門の咽喉頭反射を突破する 18
6. 「アイーン」で地雷ポイントを通過する 20
7. 胃カメラ術者の「型」、4つのポイント 26
8. 食道への胃カメラ挿入は右から？ 左から？ 30

食道を観察する

9. 食道が泡だらけになっていませんか？ 34
10. NBI撮影は抜きながら？ 入れながら？ 38

胃を観察する

11. 胃に到達したらまずチェックするのは何？ 42
12. 「瀑状胃」をご存じですか？ 44
13. 胃と十二指腸、どちらを先に見るか？ 52
14. 染色して観察する 54
15. 三杯酢で超早期胃癌の発見ができる！ 56
16. 生検時の注意点 60

十二指腸を観察する

17	十二指腸を見たいのに幽門輪が開かない！	62
18	上十二指腸角は術者の体をひねって越える	64
19	私のこだわり！ 水平脚に入れる！	66
20	スポッと抜けちゃうんです	68
21	胃カメラを抜く際の5つのこだわり	70

私の裏技

22	胃カメラでメントールを愛用しています	72
23	検査中の止まらないゲップを抑える方法	76
24	胃カメラの「死角」を見える化するには？	80
25	「経鼻内視鏡でお願いします」と言われたら	84

機能性消化管障害の診療を考える

| 26 | 機能性消化管障害も胃カメラで検討できる！ | 88 |
| 27 | 機能性消化管障害を診断するための問診のコツ | 92 |

番外編

| 28 | 原因は「おやつ」！ 体のココを見れば分かる!? | 94 |
| 29 | 胃癌検診について知っておきたいこと | 98 |

1 検査を始める前に

なぜ胃カメラをおいしく飲んでもらう必要があるのか？

私が一番心掛けていること

　私が消化管内視鏡業務に携わるようになってから一番心掛けていることは、より苦痛の少ない内視鏡検査を遂行することです。「苦痛の少ない内視鏡検査」という表現はよく引き合いに出されます。しかし、内視鏡検査に苦痛が全く伴わないことはありません。感じる苦痛の度合いは非常に主観的で、人それぞれです。かく言う私自身、14歳で胃潰瘍を初発し、以後、「ゲーッ！　ゲーッ！」としながら胃カメラを何度も受けてきた経験があります。医師となってからも、先輩に胃カメラを何度も入れてもらいました。患者さんの立場に立って、いかに楽に検査を受けていただけるかということに思いを巡らせながら、胃カメラの挿入方法を工夫してきました。

　そうこうしているうちに、「こんなに楽にできたのは初めてです」という患者さんからの最高の褒め言葉に調子づき、また、隣県をはじめ、愛知県や父島などの遥か遠方から、胃カメラだけのためにわざわざ来院してくださる常連さんも出現しはじめ、「胃カメラのおいしい入れ方」をまとめなければと考えていました。数年前からは、このような「胃カメラのおいしい入れ方」を教えてほしいと依頼されはじめ、各地の診療所や病院でゲリラ的に実演講習していました。

　私がこのようなことを始めた理由は、学生時代に目を通した内科学の本をはじめ、多くの専門書に「胃カメラの入れ方」がほとんど記されていなかったからです。今のような指導医制度はなく、研修医は指導医の入れ方を見よう見まねで、そして我流で身につけるしかない時代でした。「先輩はなぜかす〜っと入るんだよなぁ……」と溜息をつくばかりでした。そうこうしているうちに、形だけは何とか入れることができるようになったものの、「ゲーッ！　ゲーッ！」とさせてしまうこともたびたび。「こんなにつらかったのは初めてだ」との苦情は何度もあり、中には、ホストハウスのように「チェンジ！」を

言い渡されることもありました。

　私もそうでしたが、初心者の先生方にとっての胃カメラは「入れ方」が最初のハードルとして立ちはだかります。患者さんにとっても、胃カメラを躊躇させる第一の理由は「ゲーッ！」「オエッ！」という「咽喉頭通過」の問題です。ここをクリアできれば、術者も、患者さんも、その後の時間をかなりリラックスした状態で進めることができます。

　患者さんにとってのもう１つの懸念は検査所要時間です。患者さんは短時間で検査を終えてほしいと思っています。いかに効率良く（短時間で）検査を終了できるかは、術者がどれだけ場数を踏んできたかによることも否めません。

　「大将は開店してからが仕事だから良いよね」。近所の小料理屋さんで、酔客が大将にかけた何気ない言葉ですが、これに対する大将の返答を今でも覚えています。「お客さんね、役者は幕が上がってから台本を見られませんよね。私らはのれんを掛ける前の仕込みが勝負だと思っていますよ」。

　手際の良い検査手順のイメージトレーニングを何度も反復することが、実際に経験した場数に加算できると私は思っています。内視鏡検査の『仕込み』として、イメージトレーニングの１つとして、本書をご活用いただければ何よりです。

目的１：超早期癌を発見する

　さて本題に入ります。胃カメラをおいしく飲んでもらう目的は何でしょうか。第一には、内視鏡的粘膜下層剥離術（ESD）が可能な「超早期癌」を発見することです。「早期胃癌が見つかって良かったですね。でも幽門側胃亜全的術です」では不十分だと私は考えます。

　私たち胃腸屋の本分、それは「おいしく食べていただくこと」と「楽に出していただくこと」です。つまり、「快食・快便」だと私は考えています。そのためには、今あるそれぞれの臓器の機能を、可能な限り温存できるようにしなければなりません。

　癌検診の目的が「癌を見つけさえすれば良い」とか「進行癌を見落とさないようにする」という時代では、もはやないはずです。より早期に発見し、より早期に診断し、より早期に治療できる時代のはずです。胃癌検診にも内視鏡検査が導入されつつある時代です。ESDが可能な症例のほとんどは無

症状です。そして、ESDが可能な病変は造影検査ではなかなか見つかりません。

「胃カメラは『ゲーッ!』『オエッ!』となるからしたくない」
「検査時間が長くなるのはイヤだ」
「あんなにつらい検査なんか、二度とするもんか!」

こう思われることで、ESDが可能な段階を逸してしまうことは実に残念です。内視鏡検査の恩恵を最大限に引き出せるようにしたいものです。

目的2：機能性消化管障害の補助診断に役立てる

　胃カメラをおいしく入れる第二の目的は、近年、浸透し始めてきた機能性消化管障害の補助診断に役立たせることです。消化管の機能学は他分野と比べてまだまだ遅れていますが、胃カメラで胃腸の機能を推し量ることはかなり可能です。
　機能性消化管障害の患者さんの中には、適切な診断と処方がなされなかったために、ドクターショッピングをしている方もちらほらおられます。そんな時に、胃カメラでの所見からその病態をプロファイルでき、適切な診断と治療につなげられれば、どんなに喜んでいただけることでしょうか。
　本書「胃カメラのおいしい飲ませ方」では、検査時間をできるだけ短くするだけでなく、様々な工夫を凝らすことで「超早期癌」を手際よく発見したり、機能性消化管障害の診療に役立たせるための工夫をたくさんご紹介していきます。

ハイ！チーズ！

検査前の絶食時間は何時間ですか？

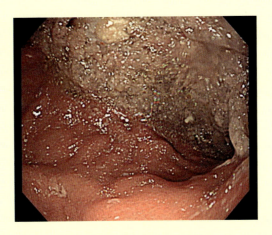

この方は、胃カメラ検査の前日21時にスパゲッティーを食べ、
それ以後は食事をとっていなかったそうですが、こんなに大量の食物残渣が
認められました。グルテン含有量の多い、いわゆるモチモチ系の小麦粉系の食事は、
胃カメラ前日の夕食には避けた方が無難なようです。

2 検査を始める前に

検査前に知っておきたいこと

さて、胃カメラをおいしく飲んでいただくコツをお伝えする前に、胃カメラの基本知識をおさらいしましょう。

胃カメラの種類

一口に「胃カメラ」と言っても、そのタイプは「据え置き型」「携帯型」の2種類があります。日本の医療機関で使用されている胃カメラを製造するメーカーは、オリンパス、富士フイルム、ペンタックスの3社でほぼ占められるでしょう。

各社とも据え置き型（院内使用、内視鏡室内使用）が主流です。携帯型内視鏡も販売されていますが、光量や画質の問題もあり、使用できる状況も限定されます。携帯型内視鏡の使用は、往診、あるいは胃瘻ボタン交換時などに限られるでしょう。

必要な周辺器具

胃カメラを使用するためには、準備しておかなければならない備品があります。以下の通りです。

- 保管庫、洗浄器、洗浄液、洗浄ブラシ、洗浄用桶
- ガーゼ、手袋、エプロン、マスク、リドカインゼリー（リドカイン非含有ゼリー）
- シリンジ、ガスコン入り洗浄水、三杯酢、インジゴカルミン、ヨード、ミンクリア
- 鎮静剤、抗コリン薬、グルカゴン、フルマゼニル、止血帯
- 心電図、酸素飽和度モニター、酸素配管
- 吸引用ポンプ

- 生検鉗子、爪楊枝、濾紙、シャーレ、ホルマリン、手元用ライト
- 止血鉗子、ボスミン添加生理食塩水、各種止血剤、各種止血用機器
- 静脈確保用点滴道具一式
- リカバリールーム

事前の問診と鎮静剤投与の流れ

検査前の問診で確認しておかなければならないことは幾つもあります。

主訴：胃カメラの目的が何であるかを再確認しましょう。目的によって、重点的に確認するポイントも変わります。

 （1）胃癌検診
 （2）胃腸が動かない時の症状：つかえ感、ゲップ、胸焼け、もたれ、膨満感など
 （3）胃腸が動きすぎている時の症状：腹痛、下痢など

既往歴：緑内障の有無、冠動脈疾患の有無、頻脈疾患の有無、糖尿病の有無、前立腺肥大症の有無、開腹歴の有無、*Helicobacter pylori*（以下、*H.pylori*）感染の有無、*H.pylori*除菌歴の有無、*H.pylori*除菌後の確認検査結果の確認

常用薬の確認：消化管蠕動運動機能に関与する薬剤、NSAIDs、ステロイド剤、ホルモン剤

アレルギーの有無の確認：リドカイン、酢酸、ヨード液

鎮静剤使用の希望の有無：乗用車や二輪車を運転して来院されていないことを、必ず確認してください。鎮静剤使用後に運転して事故を起こした場合は、飲酒運転と同様、医療機関も責任を問われかねません。

抗血栓薬の取り扱い

日本消化器内視鏡学会から発表されている「抗血栓薬服用者に対する消化器内視鏡診療ガイドライン」、そして、その後に発表された「抗血栓薬服用者に対する消化器内視鏡診療ガイドライン 直接経口抗凝固薬（DOAC）を含めた抗凝固薬に関する追補2017」をご参照ください。

3 検査を始める前に

前処置は不要!
ありのままの蠕動状態を観察

ここでは前処置について1つだけ、私のこだわりをご紹介します。

蠕動抑制剤は不要

以前は、前処置の時点で蠕動抑制剤（ブチルスコポラミン、グルカゴンなど）を投与していたことが多かったと思います。私もかつてはそうでした。

しかし、今はほとんど使っていません。使わない理由は2つあります。

理由その1　使用禁忌例かもしれない……

ブチルスコポラミンもグルカゴンも、投与禁忌が意外と多いことをご存じでしょうか（**表1**）。

表1以外にも、使用しない方が安全なケースは結構あります。「残尿感も夜間頻尿もないよ」と言う患者さんの言葉をうのみにしていたら、実は前立腺肥大症治療薬を服用中だということがあります。治療薬が効いているから

表1　蠕動抑制剤（ブチルスコポラミン、グルカゴン）の禁忌・慎重投与・併用注意

	ブチルスコポラミン	グルカゴン
禁忌・慎重投与・併用注意	出血性大腸炎、細菌性下痢、緑内障、前立腺肥大による排尿障害、重篤な心疾患、麻痺性イレウス、不整脈、潰瘍性大腸炎、甲状腺機能亢進症、高温環境 抗コリン作用を有する薬剤（三環系抗うつ剤、フェノチアジン系薬剤、モノアミン酸化酵素阻害剤、抗ヒスタミン剤等）服用患者、ドパミン拮抗剤服用患者、 本剤に対する過敏症の既往	褐色細胞腫およびその疑いのある患者、インスリノーマ、心疾患のある高齢者、糖尿病、肝硬変など肝の糖放出能が低下している肝疾患患者、糖原病I型、 本剤の成分に対する過敏症既往歴

※添付文書より抜粋（赤字部分は禁忌）

「症状がない」と回答しているのです。また、でたらめに「症状はない」と答えていることもあります。「緑内障はないけど、眼圧が高いと言われたことはある」「緑内障の『け』があると言われている」などと病状を理解されていない患者さんも少なくありません。ルーティンで蠕動抑制剤を使った際に起こり得る偶発症の可能性を考慮すれば、あえて使わなければならない機会はほぼないと思います。

理由その2　機能性消化管障害を診断しづらくなる

　私が蠕動抑制剤を今ではほとんど使わない最大の理由は、機能性消化管障害の診断をしづらくなるからです。

　私が胃カメラを日頃担当している患者さんたちの2大受診理由は、「癌検診」と「不快な胃・食道症状」です。「もたれ」「胸焼け」「つかえ感」「ゲップ」などの症状は消化管蠕動機能の低下に由来しています。どの程度低下しているかを客観的に言い表すことはまだ難しいですが、このような症状の検査目的で胃カメラを行う場合は、食道および胃の蠕動周波数や、胃内の状態を確認するようにしています。

　一方、「上腹部痛」「心窩部痛」「下痢」などの症状は、蠕動機能が過剰に亢進することに由来しています。食道や胃に強収縮の所見があれば、診療にうまく活用できるかもしれません。

　このような視点で所見を拾い上げるために、私は胃カメラを入れる際、「消化管蠕動運動を抑制しかねない前処置」を行わず、ありのままの蠕動状態を観察するようにしているのです。

4 検査を始める前に
「鎮静剤を使ってください！」と言われたら

　「以前の胃カメラが大変だった！」と言う患者さんは、次に示すどれか（もしくは複数）の特徴を有していると思います。なぜ、これらの特徴があると胃カメラがつらくなるかは、本書を読み進めていただければ、お分かりいただけると思います。

- 下顎を自分で引いてしまう患者さん
- 首、肩、舌に力が入ってしまう患者さん
- 唾液を飲み込んでしまう患者さん
- 下顎の小さい患者さん
- 瀑状胃の患者さん
- 胃カメラをゴリゴリ入れられてしまった患者さん
- 検査時間を長くされてしまった患者さん

　患者さんがどのような方であろうと、胃カメラを実施する立場の私が、「患者さんに言わせてはいけない！」と肝に銘じている台詞は、「胃カメラなんて、もう二度とするもんか！」です。せっかくESD（内視鏡的粘膜下層剥離術）ができる時代ですし、私自身もESDを執刀しています。ただし、ESDが可能な患者さんのほとんどが無症状です。症状があってから胃カメラを受けていただくのではなく、気軽に胃カメラを受けていただくためにも、胃カメラに対するハードルを下げなければいけません。

　そうはいっても、下顎の小さな患者さんに「顎を取り替えてこい！」とは、もちろん言えません。そんな場合には鎮静剤を使うようにしています。ここは、鎮静剤の使い方に関する私の考えをご紹介します。

ジアゼパムを第1選択にしています

　比較的使用される頻度の高い鎮静剤は、ジアゼパム、ミダゾラムでしょう。ペチジンを使用される先生もまれにいらっしゃいます。

　これら鎮静剤の使用方法、投与量はどのようにお決めになっているでしょうか。体格によって変えていますか？年齢によって変えていますか？どの鎮静剤を使いますか？鎮静剤を使い分けていますか？

　私の場合ですが、通常の上部消化管内視鏡検査時であれば、選択する鎮静剤は、(1) ジアゼパム、(2) ミダゾラム、(3) ペチジンという順番にしています。

　ジアゼパムを第1選択としている理由は、ミダゾラムによって様々な「ヒヤリ」を経験してきたからです。ジアゼパムを使用した患者さんでも「ヒヤリ」を経験したことはありますが、自己抜去されてしまうケースのほとんどがミダゾラムを使用した患者さんでした。自己抜去される場合は、私の手技にも問題があるのでしょうが、ミダゾラムではいきなり覚醒したり、せん妄状態となる患者さんが多い印象があります。胃カメラだけでなく、気管内チューブの自己抜去も、ミダゾラムを使用した患者さんに多い印象です。そのような経験から、ジアゼパムを使用することが増えました。

　ペチジンを使用するのは、ジアゼパム、ミダゾラムのいずれでもせん妄状態となってしまう患者さんです。ニューロレプト麻酔（NLA）の応用とお考えいただければ良いかもしれません。NLAについては麻酔科の成書をお読みいただくか、お近くの麻酔科の先生方にお尋ねください。

　ジアゼパムを使用する場合、その投与量をどのように設定されますか。一律に5mgあるいは10mgと決めている医療機関もありますが、年齢、体格、常用薬の内容で増減を図った方が過鎮静を予防でき、安全です。私の場合は、10mgを最大使用量とし、体重（kg）×0.153で設定しています。もちろん、年齢によって加減したり、前回の検査時のご感想を伺いながら微調整はします。

　なお、外国人の方は、西洋人でも、東洋人でも、10mgを使用しても十分な効果が得られないようです。ビギナーの先生方はくれぐれもご無理をなさらないようにしてください。

　最後に、大事な話ですが、鎮静剤を使用する場合、患者さんに車やバイ

クで来院しないことを絶対に守ってもらうようにしてください。正常な判断力を失わせたまま運転させることで、事故が起こりやすくなります。事故を起こした場合には、「飲酒運転」と同じです。人をはねた場合には、危険運転致死傷罪が適用されます。お酒を提供した飲食店が処罰を受けることと同様に、医療機関が、医師が、処罰の対象にもなりかねません。

　そのような意味では、覚醒までの時間が非常に短い「プロポフォール」が、消化管内視鏡検査時（一般の保険診療時）の鎮静剤として早く承認されることを願っていますが、現時点では胃カメラの保険診療時の鎮静剤として承認されていません。

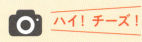 ハイ！チーズ！

口の中から確認しましょう

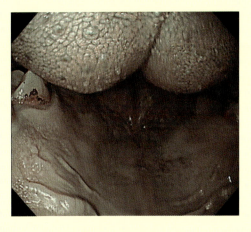

　胃カメラ検査のとき、口の中も観察していますか？
　「芸能人は歯が命」なんてCMもありましたが、口腔内を観察することで
様々な「アラ」を探すことができます。歯がひどく汚れていたら（写真）、
その患者は喫煙者である可能性が大。咽喉頭癌、食道癌、胃癌の危険群となりますので、
より注意を払って観察してください。

5 咽喉頭を上手に通過する

第1関門の咽喉頭反射を突破する

　ビギナーにとって一番の難関が患者さんの「ゲーッ!」「オエッ!」という咽喉頭反射です。達人医師は、この難所をくぐり抜ける術を会得されています。達人ごとにその心得は様々でしょう。多くの流儀があって当然です。

　それでは、第1の関門、咽喉頭反射を誘発させないための「私なりの工夫」をいくつか挙げていきます。ここからは画像付きです。ちなみに、私が通常使用している内視鏡は、オリンパス社製のPQ-260です。

　いきなり画像を提示します（**写真1**）。この写真の場所にたどり着く前までに、すでに患者さんをオエオエとさせてしまい、緊張してしまう先生もいらっしゃるでしょう。この場所はご存じのとおり咽喉頭です。

　「このような写真をゆっくりと撮影する間もないんです」というご相談をよく受けます。その理由は簡単です。それは、胃カメラをただ突っ込んでいるだけだからです。胃カメラを突っ込む前にきちんとした「お作法」「型」を押さえておく必要があります。

患者さんの姿勢を整える

写真1　咽喉頭の様子

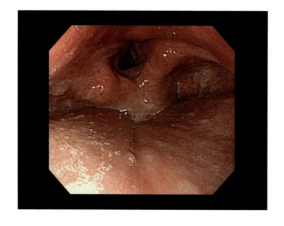

胃カメラを入れる前に、私は患者さんの姿勢を整えることにこだわっています。患者さんの姿勢、すなわち「型」が整っているだけで、胃カメラをおいしく飲んでもらう勝機が大きく上がります。

「前回はとても大変だった」と言う患者さんには共通した姿勢があります。患者さんはとかく力を入れてしまいがちです。無意識に身構えてしまいます。力が入ると、誰でも下顎を自然と引いてしまいます。下顎を引いてしまうと、内視鏡が咽頭でヘアピンカーブを描くように入ることになります。

前処置の時点からスタッフにも協力してもらい、下顎を突き出すような姿勢を保つよう説明してもらいます。そして、実際に内視鏡を挿入する前に、担当医からも下顎を前に突き出す姿勢を保つよう、繰り返して説明するのが有効です（**写真2**）。

写真2 患者さんの「型」の整え方

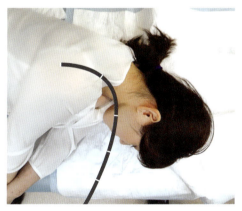 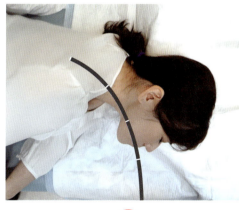

下顎を引いてしまっているため、内視鏡が入れづらい（左）。
前処置の時点からスタッフにも協力してもらい、
下顎を突き出すような姿勢を保つよう説明してもらうとよい（右）。

6 咽喉頭を上手に通過する

「アイーン」で地雷ポイントを通過する

　ビギナーにとって一番の難関となるのは、「ゲーッ！」「オエッ！」という咽喉頭反射です。前回は、この咽喉頭反射を誘発させないための工夫として、胃カメラを挿入する前に患者さんに下顎を前に突き出す姿勢を保ってもらうことが大切なことをお伝えしました。今回も引き続き、患者さんの「型」の整え方について分かりやすく解説していきます。

✓ チェック1
胃カメラを「入れやすい顔」と「入れにくい顔」とは…

　胃カメラを「入れやすい顔」と「入れにくい顔」があることにお気づきでしょうか。横になっている患者さんを上から撮影した写真をもう一度ご覧ください（**写真3**）。

　気管内挿管する場合、挿管しやすい顔、挿管しにくい顔があることはご存じかと思いますが、内視鏡を入れる時のイメージは、「やってはいけない食道挿管」そのものだと思いませんか。胃カメラも全く同じです。下顎の小さ

写真3　横になっている患者さんを上から見たイメージ

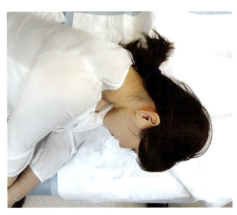 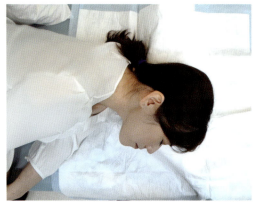

い患者さんは、概して胃カメラを入れづらいです。

　下顎の大きさは、正面視では分かりづらいです。しかし、患者さんの横顔を見れば分かります。下顎の大きさは人それぞれですが、舌の大きさには個人差があまりありません。下顎が小さく、後退している患者さんは、舌が中咽頭に偏位していて、咽喉頭が狭くなっています（**図1右**）。閉塞型睡眠時無呼吸症候群と同じ理屈です。

図1　右が下顎が小さく、後退している患者

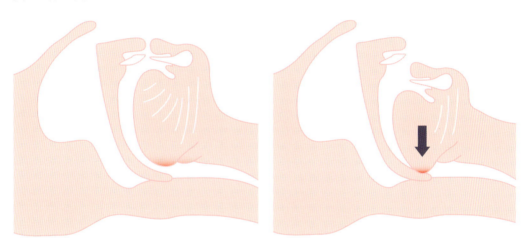

舌が中咽頭に偏位しており（→）、普通の下顎の患者（左）に比べて咽喉頭が狭い（右）。

　写真4は、睡眠時無呼吸症候群の患者さんの咽喉頭部の画像です。ご覧のとおり、舌根部から喉頭蓋までの距離が短く、下咽頭の前後径が狭いことが分かります。そして、そこに見える喉頭蓋が一番の地雷ポイントです。

写真4　睡眠時無呼吸症候群の
　　　 患者の咽喉頭部の様子

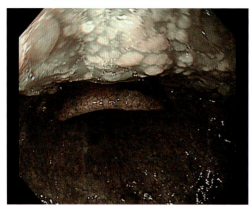

写真5　写真4の患者が同じ患者が
　　　 下顎を突き出した咽喉頭の様子

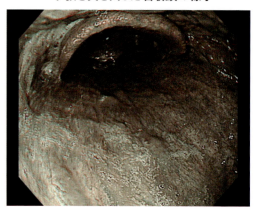

✓ チェック2
患者の下顎のセッティング法

　地雷ポイントの「喉頭蓋」に触れないようにするためには3つの工夫が必要です。1つ目の工夫は、気管内挿管と同じように、喉頭展開することです。下顎を突き出した姿勢を患者さんにお願いしたり、「モアイ像のように顎を出しましょう」「アイーンしてみましょう」と言ったりして、写真2右の患者さんに下顎を前に突き出す姿勢をしてもらうと、喉頭部に大きな空間を作ることができます（**写真5**）。このような空間が作れれば、術者の緊張感もかなりほぐれます。

　ちなみに、患者さんの下顎を突き出させる姿勢は、あくまで下顎を突き出す動作であって、頸椎を後屈させる動作ではありませんのでご注意ください。

✓ チェック3
患者の力を抜かせる声掛け

　2つ目の工夫は、患者さんに力を抜いてもらうことです。「力を抜け！ 抜け！」と言っても、胃カメラを突っ込まれた状態では、患者さんも無意識のうちに力が入ってしまいます。特に、首、肩、舌には意外と力が入っています。そこで、いかに力を抜いてもらうかがもう1つの工夫になります。私の工夫は、患者さんが思いっきり脱力できるように、次のように繰り返し声をかけています。

> 「ラジオ体操の時の最後の深呼吸のように、
> 　息をゆっくり吐き出しながら、
> 　頭から足先まで思いっきり力を抜いて〜」
>
> 「太極拳のようにゆっくりと息を吐き出して〜」
>
> 「鼻から息を吐き出した方が力を抜けますよ〜」
>
> 「息を吸おうとすると力が入りますから、
> 　息を全部吐ききってください。そうすると、
> 　その後に力を入れなくても息を軽く吸えますよ〜」

　喉頭蓋の手前で内視鏡をとめたまま、このような深呼吸を促すことで、自然に喉頭展開でき、患者さんも力を抜くコツが分かってきます。
　このような呼吸方法、力の抜き方を、前処置の時にスタッフが実演しながら患者さんと一緒にしてみるのも、良いリハーサルになるでしょう。

☑ チェック4
患者の顔の向き

　最後に注意点をもう1つ。胃カメラを入れる前から、そして入れてからも、不思議なことに患者さんは顔を天井向きに上げてしまいがちです。顔を上に向けると、喉頭に溜まった唾液などが気管に入りやすくなります（**写真6**）。左頬を枕につけた姿勢で、胃カメラを飲んでもらいましょう。
　ちょっとしたコツかもしれませんが、ぜひお試しください。

写真6　患者さんの正しい顔の向き（左）と誤っている顔の向き（右）

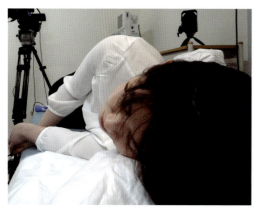
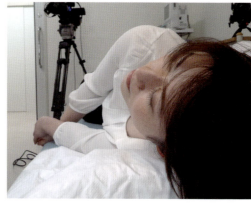

左頰を枕につけた姿勢で、胃カメラを飲んでもらう。
顔を上に向けると喉頭に溜まった唾液などが気管に入りやすくなる（右）。

【まとめ：患者さんの「型」】
- 下顎を突き出した姿勢
- 下顎の小さい人は入れづらい
- いかにして力を抜かせるか
- 上を向かせない

胃カメラの**おいしい**飲ませ方

 ハイ！チーズ！

逆胃（内臓逆位）

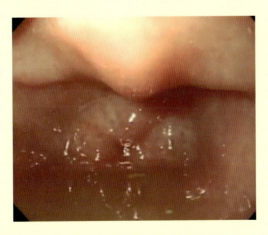

写真では、幽門輪が向こうに見え、画面下側（胃前庭部の大弯側）に胃液がたまっています。これは、逆胃でなければありえない画像です。逆胃だと、通常の検査で体を右側にひねるところを左側にねじったりするので、いつもと違う私の様子を見てにスタッフが笑っていました。

7 咽喉頭を上手に通過する

胃カメラ術者の「型」、4つのポイント

　前項では、第1関門となる咽喉頭を通過するために、患者さんの「型」、すなわち患者さんにどのような姿勢をしてもらうかについて説明しました。今回は、術者の「型」について説明します。

　もちろん、今回も私流を紹介しますので、身近にいらっしゃる達人医師の流儀も参考にしてください。ちなみに今回登場する内視鏡も私が通常使用しているもの（オリンパス社製のPQ-260）です。

術者の「型」を整える

　胃カメラをおいしく入れるためには、患者さんだけでなく術者の「型」も非常に大切です。日本人は、何をするにしても「型」にこだわります。胃カメラでも「型」にはぜひこだわっていただきたいです。ここでいう「型」とは「姿勢」を指します。

　まずは、術者の「型」からチェックしましょう。

写真7　患者さんが検査台に横たわったところを上から撮影した状態

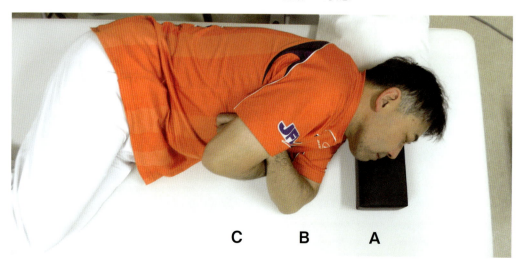

胃カメラのおいしい飲ませ方

　写真7は、患者さんが検査台に横たわったところを上から撮影した状態です。皆さんは、いつもどの位置に立っていますか？　Aの位置ですか？　Bの位置ですか？　それともCの位置ですか？
　私はAの位置に立つようにしています。その理由は、各々の立ち位置で胃カメラがどのように弯曲し、咽喉頭のどこに触れるかをイメージしていただければ分かりやすいと思います。Aの位置に立つと、術者の右腕は患者さんの口元よりも右（頭側）に位置します。19ページの写真2のように、胃カメラをより真っ直ぐに挿入できます。立ち位置なんていちいち考えていなかったという方は、ぜひ一度試してみてください。

胃カメラをまっすぐに整える

　写真8は、洗浄した胃カメラを取り付けた直後の状態です。先端部分が微妙に弯曲している状態になっているのがお分かりでしょうか。洗浄器から出したばかりの胃カメラは、洗浄器に入っていた時の形のまま、先端が様々な向きに曲がっています。患者さんの口に入れる前に、まずは内視鏡の先端部の弯曲を整えてみましょう（**写真9**）。

写真8　内視鏡の先端

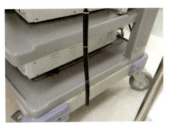 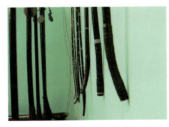

洗浄した胃カメラを取り付けた直後の内視鏡の先端部分（左）、
洗浄した胃カメラの先端部を拡大したもの（右）。先端部が様々な方向に曲がった状態であることが分かる。

写真9　内視鏡の先端を手で整えている様子

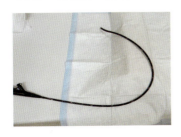 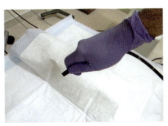 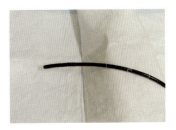

さて**写真10**は、患者さんの頭側から術者を撮影した様子です。ここでもチェックポイントは複数あります。どこがチェックポイントかというと……。

写真10　術者の「型」、4つのポイント

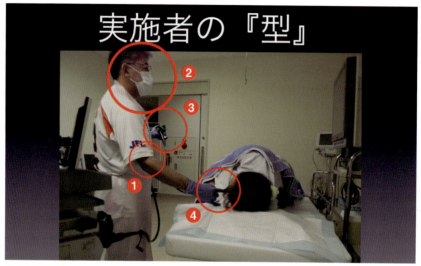

❶右肘、❷視線、❸左手、❹右手

 ベッドの高さをどこに調節していますか？

　ベッドは、右肘関節を軽く屈曲できる高さに保ちましょう。術者の左手、術者の右肘関節、術者の右手、患者さんの口と食道、これらが平面上に揃うような姿勢を考えてください。胃カメラを弯曲させずに、素直に挿入できるようにするためです。

 モニターをどこに置いていますか？

　術者の視線は、患者さんの顔の上です。モニターを患者さんの頭の後ろに置きましょう。先の天井から眺めた位置関係の写真7をもう一度ご覧ください。術者の視線のベクトルと、術者が胃カメラを口腔内に押し込むベクトルを揃えましょう。

胃カメラのおいしい飲ませ方

POINT 3　左手での内視鏡の持ち方

　左手は手掌を上に向け、内視鏡操作部を寝かせましょう。内視鏡操作部を立てたまま挿入している達人医師もいらっしゃいますが、内視鏡操作部を寝かせた方が、内視鏡の自然な弯曲を利用して挿入できます。

　そして、内視鏡のレバーは、Up-Downレバーだけを使います。左右レバーは使いません。視野を左右に振りたい時は、右手で内視鏡自体を「わずかに」ひねってみてください。わずかにひねるだけで、視野は十分に振られます。患者さんに入れる前に、ぜひ試してみてください。

POINT 4　右手の添え方

　「グー」で握らないようにしましょう。写真10のように、軽く持つようにしましょう。この時、ベッドに小指をあてておくと、胃カメラを優しく、ゆっくりと、震えることなく挿入できます。

おまけ　補助輪を使用する

　私は身長169cmですが、滅菌手袋のサイズが「6.5」と小さめです。レバー操作に苦労していましたが、そんな私の強い味方が「補助輪」（**写真11**の黄緑色の部分）です。私の使っているオリンパス製の内視鏡でいうと、補助輪の商品番号は「MAJ・1072」です。左右アングルレバーに取り付けることができます。詳細は、オリンパス社や販売店にお尋ねください。レバーに指が届かない方にはオススメです。

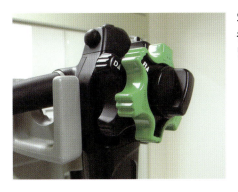

写真11
補助輪（商品名MAJ・1072）を装着した胃カメラの様子

8 咽喉頭を上手に通過する

食道への胃カメラ挿入は右から？ 左から？

　前々回は、第1関門の咽喉頭で、患者さんの「型」、すなわちどのような姿勢をしてもらうかについて説明しました。そして前回は、術者の「型」を説明しました。今回は、いよいよ佳境です。食道への挿入方法を説明します。

　もちろん、今回も私流を紹介しますので、身近にいらっしゃる達人医師の流儀も参考にしてください。

✅ **チェック1**
右から？　左から？　中央突破？

　写真12は、ある患者さんの声門の手前の画像です。喉頭部もいろいろです。ところで皆さん、ここから食道へ入れる時にどこから入れていますか。右から？ 左から？ それとも中央突破ですか？ そんなことを考えたことがないようであれば、理屈を考えましょう。

写真12　声門手前の様子

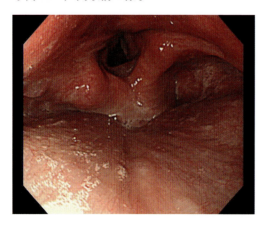 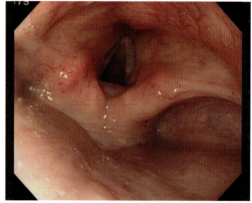

私が拝見してきた多くのビギナーの方は、左から入れています。ですが「なぜ左側から？」と尋ねても、明確な理由をお持ちの方はほとんどいませんでした。中には、「食道が脊椎の左側を下行していくから」とお答えいただいた方もいらっしゃいます。この答えでは、部分正解です。確かに食道は、一般的には脊椎の左側を下行していきます。

　また、左側臥位の姿勢の患者さんは、喉頭左側に唾液などが溜まりやすいので、唾液などを吸引してあげることで「むせ」を防止することもできます。そういったことでも、左から入れるということは理にかなっているかもしれません。

　しかし、左から入れることが難しい患者さんもいます。ここで無理をさせて入れようとすると、梨状窩穿孔→縦隔炎→死亡という最悪のパターンを迎えることもあります。

　披裂の向こう側には、梨状窩というポケットが形成されています（**図2**）。このポケットが浅い患者さんは、胃カメラを容易に入れられます。しかし、ポケットが深い場合には、最悪のパターンに陥ることもあり注意が必要です。胃カメラを縦隔鏡にしないためにも、ポケットが深いと思ったら、胃カメラをいったん引き、仕切り直しするのも悪くはありません。

　胃カメラをどこから入れるかのヒントは、写真12の中にあります。その鍵は、(1)咽頭後壁のしわの寄り方、(2)透見している咽頭後壁の粘

図2　梨状窩のイメージ

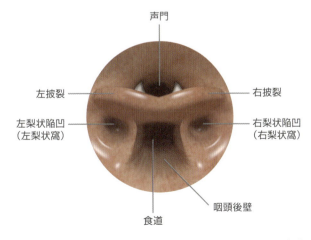

通常、胃カメラを挿入した際、披裂の壁で隠されてしまい食道は見えない。

膜下の血管の走行——です。咽頭後壁の粘膜のしわに沿って粘膜下の血管も走行していたら、「ここ掘れワンワン状態」です。喉頭から食道へ、あるいは食道から喉頭へと血管は繋がっています。これらの模様を利用しない手はありません。咽頭後壁によるしわを探し出し、同時に、咽頭後壁の粘膜の下の血管の走行を確認してください。胃カメラの進むべき道を、これらの目印が示しています。

　写真12左であれば、咽頭後壁の粘膜の下に透見する血管の走行に沿って胃カメラを入れればOKです。写真12右の写真であれば、咽頭後壁にわずかに寄っている粘膜のしわに沿って胃カメラを入れればよいでしょう。

写真12（再掲）　声門手前の様子

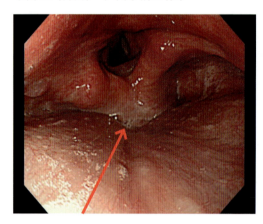 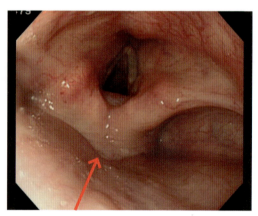

それぞれ矢印（→）の位置から胃カメラを挿入するとよい。

☑ **チェック2**
もう一度呼吸を合わせましょう

　そして、もう1つの工夫。それは前回と同様に、呼吸に合わせることです。**写真13**は、左が吸気時、右が呼気時の声門の写真です。呼吸の時相によって、披裂部の持ち上がりに違いがあることにお気づきでしょうか。しかし、披裂部の持ち上がるタイミングが、吸気時の患者さんもいらっしゃれば、呼気時の患者さんもいらっしゃいます。どちらのタイミングが良いかは、よく見定めてください。

写真13　吸気（左）と呼気（右）における披裂部の持ち上がり具合の違い

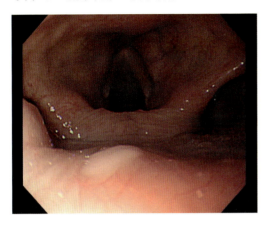
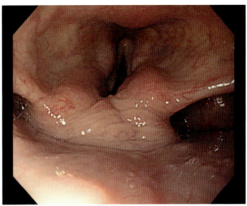

☑ **チェック3**
左右レバーを使わない！

　右から入れるにせよ、左から入れるにせよ、食道への挿入時に左右レバーを使わないことが大事です。左右レバーを使うと、視野が思いのほかズレます。右手で内視鏡をわずかにひねってみるだけで、すんなりと入れることはできます。左から入れる場合には、右手を時計回転でひねり、右から入れる時は、右手を反時計回転でひねるだけです。それもわずかにです。

　喉頭後壁の粘膜のしわと粘膜下血管走行をよく見て、胃カメラを入れる角度が決まれば、後は呼吸に合わせて胃カメラを入れてみましょう。

【まとめ：咽喉頭を上手に通過するコツ】
- 喉頭後壁粘膜のしわの寄り方に注目する
- 喉頭後壁粘膜下に透見する血管の走行に注目する
- 患者さんにも協力してもらう
- 吸気時と呼気時で、披裂部の持ち上がり方を比較してみましょう
- 右手で内視鏡をわずかにひねってみましょう

9 食道を観察する

食道が泡だらけになっていませんか？

　ここからは、いよいよ食道の観察に入ります。胃カメラを食道まで進めた際の注意点を解説していきましょう。

（1）食道に入って、ホッと一息

　ビギナーの先生方は、咽喉頭をすんなり通したところでかなりホッとされると思います。慌てる必要はありませんので、患者さんと一緒にホッとしてみてください。

　私も食道に挿入した時点で、患者さんと一緒に一息ついています。それは、患者さんが無意識に力を入れてしまっていることが多いからです。咽頭通過前のように、力を抜いた呼吸方法を再度患者さんに促してみましょう。

（2）泡だらけではありませんか？

　一息ついたところで、食道の中の状態を確認しましょう。泡だらけではあ

写真14　泡だらけになっている食道の様子（左）、送水ペダルを踏んだ後の食道の様子（右）

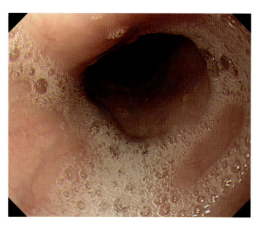
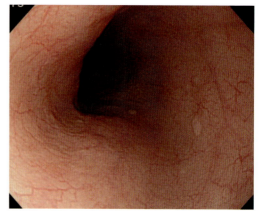

りませんか。前処置後に唾液を飲み込まないように患者さんにアドバイスをしていると思いますが、意外と唾液を飲み込んでいるものです。拡大内視鏡を使おうが、NBI観察をしようが、泡だらけではどうにもなりません。送水機能の装備されている内視鏡であれば、送水ペダルを踏むだけ。そうでなければ、鉗子孔から水を手動で注入して食道内の泡を除去しましょう（**写真14**）。

　この時に気を付けなければいけないことがあります。送水機能付の内視鏡であれば、注入圧を高くしないことです。もし、食道内に何がしかの病変があった場合に、粘膜面から出血させてしまう可能性があります。あるいは、粘膜に損傷のある食道病変では、粘膜下局注と同じ状態を作りかねません。大量の液体を注入することで、嘔吐、誤嚥が引き起こされることもあります。

　鉗子孔から水を手動で注入する場合も同じです。大量の水を一度に注入しないようにしましょう。少量ずつ注入しては吸引することを繰り返してください。できるだけ泡を除去してから内視鏡を進めましょう。

（3）内視鏡を進める時も、呼吸とタイミングを合わせましょう

　視界が良好となってからも、内視鏡を呼吸に合わせて進めてください。吸気時と呼気時では、食道の広がり方は全く異なります。シャッターチャンスも呼吸に合わせることで、ブレの少ない画像になります。

（4）食道が蛇行していませんか？

　亀背のご高齢患者さんでは、身長の低下によって、食道がたわんでいることもあります。機能性消化管障害の原因となることもあります。

（5）食道蠕動運動はありますか？

　蠕動抑制剤を使用せずに観察した時には、食道蠕動運動が何秒に1度起きているかを確認することも有用です。検査前の診察（問診）で、逆流性食道炎に関連した症状を確認した場合には、食道蠕動運動にも注目してください。そのためには、慌てて内視鏡を進めてはいけません。患者さんの呼吸に合わせて、ゆっくり進めてください。

写真15　ダメな撮影例
泡があり、呼気のタイミングで撮影している。

写真16　泡を除去し、吸気のタイミングで撮影した例

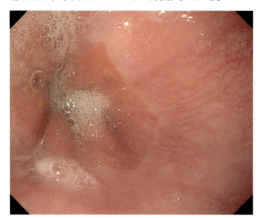
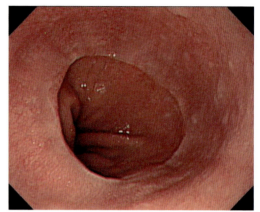

（6）食道胃接合部の写真をぜひ撮影してください

　食道胃接合部では、近年重要視されてきたBarrett食道の所見をぜひとも撮影していただきたいです。そのためには、患者さんと呼吸のタイミングを合わせることがやはり重要です。

　写真15はダメな撮影例です。泡が付着していますし、呼気のタイミングで撮影してしまっています。

　一方、**写真16**は泡を除去し、吸気のタイミングで撮影したものです。同じ患者さんですが、見え方が全く異なっているのが分かると思います。

　吸気のタイミングで撮影しようとしても、食道胃接合部がなかなか広がらないことがあります。その場合は、すでに胃が膨れ上がるほど大量に送気してしまっていることがほとんどです。胃内の空気をいったん吸引してみてください。

胃カメラの おいしい 飲ませ方

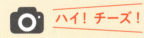

寒天

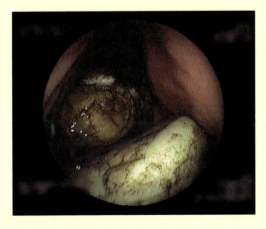

かつて「寒天ダイエット」というものが流行りましたが、
この患者さんは、痩せたいがためにたくさんの寒天を料理に入れてしまったようです。
大量の寒天摂取後4日目に上腹部痛を主訴に来院されました。
胃カメラで観察したところ、胃内で消化されずに固まり、
幽門輪を越えられなくなってしまった寒天の塊を発見しました。

10 食道を観察する
NBI 撮影は抜きながら？
入れながら？

　食道の観察に入る前に、今回は「画像強調イメージング」（image-enhanced endoscopy）について解説します。

NBI、FICEとは？

　画像強調イメージングもかなり普及してきて、「NBI」や「FICE」という用語も当たり前のように目にするようになりました。

　癌病変付近の粘膜には多くの血管が集まっていると考えられていますが、血液中のヘモグロビンが吸収しやすい特殊な光（青415nm、緑540nmの2つ波長）を照らし画面に表示するのが、NBIやFICEなどの「狭帯域光観察」と呼ばれる撮影法です。

　ところで、NBIもFICEも、どちらも登録商標です。NBIがオリンパス社製の内視鏡の画像強調イメージング、FICEが富士フイルム社製です。オリンパス社製の内視鏡でFICEとか、富士フイルム社製の内視鏡でNBIはございませんので、取り違えないようにしましょう。

　私の勤めている病院ではオリンパス社製の内視鏡を使っているため、ここではNBIと表記します。

NBIのデメリット

　本書では、NBIを推奨するような内容になっていますが、推奨するにあたってはデメリットがあることを併せてお伝えしておかなくてはなりません。それは「暗い」ことです（**写真17**）。

写真17　通常光での撮影画像（左）とNBI撮影画像（右）の明るさの違い

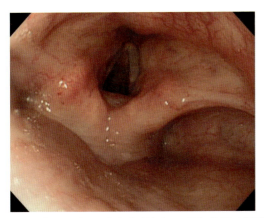 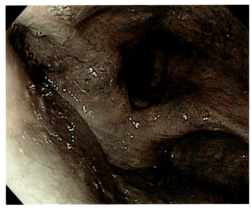

上の2枚の写真は、同じ患者さんで、同じ位置で撮影したものです。左が通常光、右がNBI撮影時のものです。明るさの違いがお分かりいただけるでしょう。NBIの暗さになかなか慣れないとの話も聞きます。その場合は、NBIに固執する必要はありません。患者さんに胃カメラをおいしく飲んでいただけるようになってから、改めてNBIを試みてもよいと思います。

NBIにこだわりたい患者さん

私がNBIにこだわりたい患者さんは、喫煙者、多飲者、激辛嗜好者、癌の既往のある患者さんです。これらの口腔内癌、咽喉頭癌、食道癌のハイリスクグループに該当する方にはNBIを撮影するようにしています。

NBIでチェックする所見とは?

NBIでチェックするものは異常血管網です。正常の血管とは異なる腫瘍血管を発見しやすいことが、NBI観察での最大の利点です。とはいっても、ビギナーの先生方には、あるいはスクリーニングの段階では、拡大内視鏡の所見までを読み上げる必要はありません。NBIでは、癌の可能性がある、濃い褐色を示す「brownish area」（41ページ参照）と呼ばれる所見のみを拾い上げていただければ十分と考えています。

NBIファーストを勧める理由

　内視鏡挿入時に通常光観察をし、抜去時にNBIを撮影する先生もいらっしゃいますが、私は挿入時にNBIを撮影するようにしています。その理由は、抜去時のNBI観察では食道粘膜に付着する粘液などを洗い流さなければならない分、検査時間が長くなるからです。また、図らずも微小出血を偶発させた場合には、わずかな血液でもNBIが読み取りにくくなるからです。

　もちろん、内視鏡抜去時に胃内から持ち帰ったものが咽喉頭内に付着することもあります。咽喉頭内を内視鏡で水洗いすることはできません。内視鏡挿入時に咽喉頭内に何か付着物があっても所見を拾い上げづらくなりますから、前処置時（特に咽喉頭麻酔を始める前）に口腔内をしっかりと水洗い（うがい）してもらったり、水分を一口飲み込んでもらうなどしてもよいと思います。

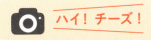 ハイ！チーズ！

brownish area（NBI撮影時）

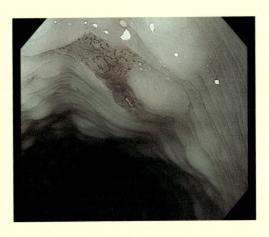

胃癌検診で来院した患者さんです。NBIで濃い褐色を示す部分は、癌の可能性がある「brownish area」です。このような場所を見つけたときは、生検せずに、専門家に紹介するようにしてください。
この患者さんはその後、無事に食道ESDを実施しました。

11 胃を観察する

胃に到達したら まずチェックするのは何?

　胃カメラが胃に入ったら、忘れずにチェックしていただきたいポイントが3つあります。ここでは、1つ目のチェックポイント、胃液について説明します。

胃液は何色?

　胃液の色をぜひ確認してください。私が胃カメラを日ごろ担当している患者さんたちの2大受診理由は、「癌検診」と「不快な胃・食道症状」です。胃液の色がこれらの診療に役立つ可能性があります(**表2**)。

　まず、胃が正常であれば、胃液の色は無色か白色です。一方、赤色、黒色の場合は、出血性病変を疑います。胃潰瘍や胃癌、胃前庭部毛細血管拡張症(GAVE)や胃静脈瘤破裂などかもしれません。

　黄色や緑色の場合、それは胆汁の色です。「もたれ」「胸焼け」「つかえ感」「ゲップ」などを主訴とする機能性消化管障害かもしれません。消化管蠕動機能が低下したために、本来であれば胃の向こう側である十二指腸内にあるはずのものが、胃内に逆流している可能性があります。もっとも左側臥位で検査を行うため、十二指腸内の胆汁が胃に逆流することは普通でもあり得ます。

　特に機能性消化管障害の愁訴で検査を希望された患者さんの場合、胃液の色に注目することをお勧めします。ただし、胃液の色だけでは胃の蠕動機能がどの程度低下しているかを客観的に判断したり、定量的に表現することはまだ難しいのが現状です。

表2 胃液の色と原因となる疾患

胃液の色	鑑別する疾患
無色、白色	なし（正常）
赤色、黒色	出血性病変（胃潰瘍、胃癌、GAVE、食道静脈瘤）
黄色、緑色	機能性消化管障害、幽門側胃切除術後、胃空腸吻合術後

| 12 | 胃を観察する |

「瀑状胃」をご存じですか？

　胃に入ったら、忘れずにチェックしていただきたいポイントが3つあります。ここでは2つ目のポイントを解説します。

☑ **チェック2**
瀑状胃かどうか

　他の医療機関での胃カメラが大変だったと話される患者さんは3つに大別されます。1つ目のパターンは14ページでも解説した通り下顎の小さい方。2つ目は検査時間が長くて大変だったと言う人、3つ目は瀑状胃の人です。ちなみに、下顎が小さい方の「入れ方」については、20～24ページをご参照ください。

　ところで皆さん、「瀑状胃」をご存知でしょうか。瀑状胃とは、穹窿部が大きく、まるでベレー帽のように垂れている形の胃のことを指します（**図3右**）。この名前は、上部消化管造影検査に由来します。一般に、造影検査の際、バリウムが穹窿部に溜まってしまい、胃体部から前庭部にバリウムがなか

図3　一般的な胃（左）と瀑状胃（右）の形状の違い

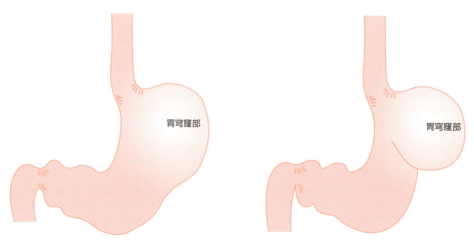

胃カメラのおいしい飲ませ方

なか流れないため、患者さんには少し前屈みの姿勢を取ってもらいます。しかし、「瀑状胃」の患者さんの場合、バリウムが穹窿部から胃体部に一気に流れてしまい、胃体部の撮影に困ることがよくあります。その様子がまるで滝のように流れることから、瀑状胃と呼ばれています。英語では、cascade stomachと言います。

瀑状胃の患者さんの検査時間は他の方々よりも長くなる傾向があります。「検査時間が長くて大変だった」と話す患者さんの中には、瀑状胃の方も混じっていると思われます。

瀑状胃の場合の胃カメラの入れ方

さて、目の前の患者さんが瀑状胃だった場合、胃カメラの入れ方を変えてみることをお勧めします。瀑状胃の場合、食道から胃に入るとこんな画像の穹窿部が現れると思います。中が非常に広い空間となっています（**写真18**）。

写真18　瀑状胃の様子

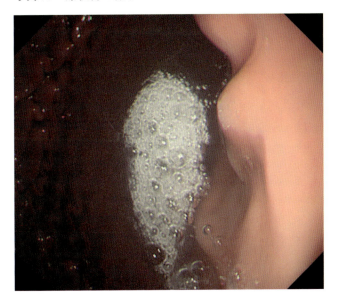

図4　胃穹窿部で胃カメラが
　　　とぐろを巻いてしまう様子

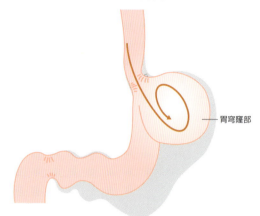

図5　胃カメラを胃内に
　　　入れたばかりの時点の胃の様子

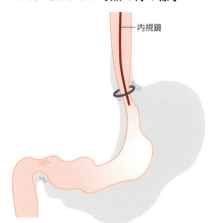

　この場合、胃カメラを進めるべき方向は、画像の上側に向けた後、右斜め下45度です。しかし、ビギナーの先生方の多くはどうしても胃カメラを単に押しがちになり、穹窿部で胃カメラが「とぐろ」を巻いてしまって先に進めなくなります（**図4**）。行く先は見えているのにその方向に進めず、背中に汗をかくばかりで、時間だけが過ぎていってしまいます。では、どのように進めたら良いのでしょうか。

　通常、胃カメラを胃内に入れたばかりの時点では、胃はそれほど膨らんでおらず、**図5**のように萎んだ状態になっています。瀑状胃でなければ、内視鏡をただ押し込むだけで進むことができます。

　ところが瀑状胃の場合、いくら送気をしても穹窿部が膨らむばかりで、胃体部がなかなか膨らみません。**図6**のような状態になっているのです。その理由は、胃体部での筋層の走行が他の消化管と異なり、3層であることとも関連しています。胃の筋層とその走行方向については解剖学の成書をご参照ください。

　では、瀑状胃の場合、私はどうしているのか。最初のコツは、内視鏡を胃に入れた時から送気を続け、胃体部を膨らますことです。30秒間ほど送気し、内視鏡の進む方向が視認しやすくなるまで、胃体部を膨らませます（**図7**）。そして、アップアングルを掛けた後に右斜め下45度の方向に進めるため、内視鏡を右ひねり（時計回転）してみてください。すると、造作もなく内視鏡を前庭部に進めることができます。その後、胃内の空気をできるだけ吸引すれば、それだけで幽門輪に近づくことができます。

図6　瀑状胃で送気した際の様子

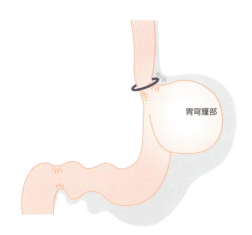

図7　瀑状胃ではまず30秒ほど送気し、胃体部を膨らませる

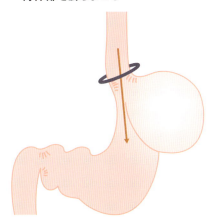

　それでは、実際に写真をお見せしながら、私の入れ方を時系列で披露いたしましょう。**写真19**は食道から胃に入るところです。この時点では、この先が瀑状胃であることは全く分かりません。もっとも私の場合は、瀑状胃の人は問診である程度予測できています。

　次の**写真20**は胃に入った直後の写真です。胃弓隆部の空間が非常に広

写真19　食道から胃に入るところ

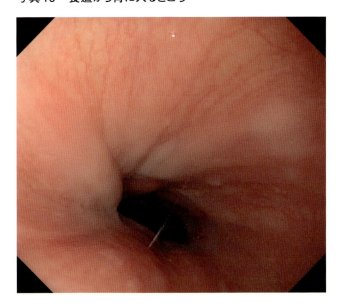

いです。ここでようやく「瀑状胃」だと分かります。ここから送気を始め、胃をとにかく膨らませ続けます。

　次の**写真21**は、胃をまだ膨らませている途中です。

写真20　胃に入って直後の様子

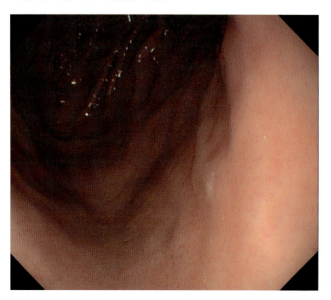

写真21　送気して胃を膨らませているところ

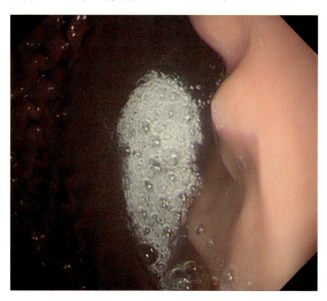

送気し始めて25秒間で、ようやく胃角小弯から胃前庭部を見通せるようになります。内視鏡がぐるっと回って（たわんで）いることがお分かりいただけますでしょうか（**写真22**）。

　送気し始めて32秒、胃前庭部への内視鏡の進むべき方向と内視鏡の視

写真22　送気開始から25秒後の様子

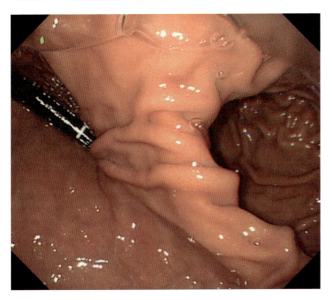

写真23　送気開始から32秒後の様子

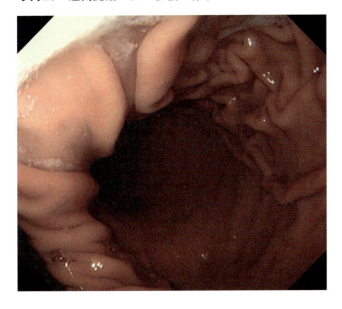

線を同じベクトルに合わせることができます（**写真23**）ここで胃内の空気を逆に吸引し始めます。すると、吸引しただけで……幽門輪が近づきます（**写真24**）。その後は十二指腸に入ります（**写真25**）。

写真24　胃内の空気を吸引すると幽門輪が近づく

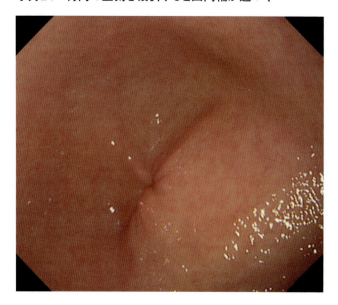

写真25　十二指腸へ

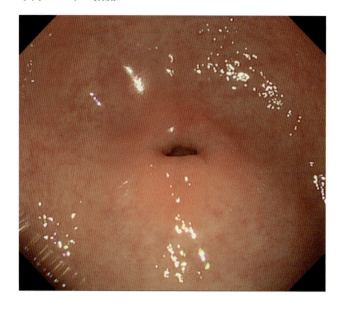

いかがでしょうか。これは、私流の瀑状胃での入れ方です。周りにいる達人の流儀もぜひ参考にしてください。

13 胃を観察する

胃と十二指腸、どちらを先に見るか？

　　　　ここでは、胃に入ったら忘れずにチェックしていただきたい3つ目のポイントを解説します。

　　胃カメラが胃まで到達したら、胃を先に見るのか、それとも十二指腸を先に見るのか──。これは意見の分かれるところだと思います。どちらにも一長一短があります（**表3**）。
　　胃カメラの検査目的によって、どちらを先に見るのか、使い分けができれば理想的です。
　　私は、長時間の検査を避けるため、多くの場合、十二指腸を先に見ることにしています。ただし、胃カメラを前庭部に進める時に、胃角小弯越しに胃体部小弯に病変がないことをチラ見してから、十二指腸に挿入しています。
　　検査の目的によって使い分けることができれば理想的ですが、実際に検査を担当しているその場では、焦りもあり、迷うことがあるかと思います。例えば、前回取り上げた「瀑状胃」に当たった場合、ビギナーの方は慌ててしまうことでしょう。スクリーニングであれば十二指腸を先に見ることをお勧めしますし、胃内の観察が目的であれば、十二指腸の観察を省くこともアリだと思います。

表3　胃を先に見る、もしくは十二指腸を先に見る場合のメリットとデメリット

	メリット	デメリット
胃を先に見る	胃粘膜が内視鏡でこすれない状態を観察できる	十二指腸水平脚までの挿入が難しくなる 上十二指腸角を越える時にゲップが出やすい
十二指腸を先に見る	十二指腸水平脚まで挿入しやすい（検査時間を短縮できる）	胃体部小弯、胃角部大弯の粘膜にこすれた跡を残しやすい

胃カメラの**おいしい**飲ませ方

 ハイ！チーズ！

胃アニサキス その1

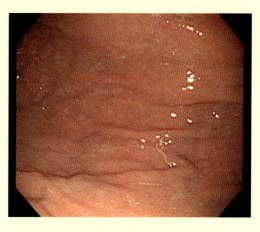

写真中央の少し下あたりにアニサキスが写っています。

アニサキスにかまれると痛みがあると考えがちですが、この患者さんは無症状でした。

その証拠に、アニサキスの頭がある部分の胃粘膜は、ほぼ正常です。

初回の胃アニサキス症では、無症状のことが珍しくありません。

14 胃を観察する

染色して観察する

　さて、胃カメラで観察していく中で、癌を疑うものがあった場合、染色して観察するようにします。胃カメラでの主な染色法には、(1) ヨードによる染色、(2) インジゴカルミンによる染色、(3) 1.5%酢酸水溶液（＋インジゴカルミン）による染色——の3つがあります。以下に、これらの染色法の特徴について説明します。

●ヨード剤
現在、胃カメラの検査ではヨード剤をほぼ使わなくなりました。ヨード剤を食道内に散布すると、食道粘膜が炎症を起こすためです。

●インジゴカルミン
インジゴカルミンを散布する目的は、対象病変の凹凸を視認しやすくするだけと言っても過言ではありません。インジゴカルミンを散布するだけで質的診断につながることは、あまりありません。

●1.5%酢酸水溶液（＋インジゴカルミン）
1.5%酢酸水溶液を散布することで、胃粘膜の表面が"酢締め"されます。つまり、正常細胞であれば酢酸水溶液が掛かった部分が白くなります。一方、胃癌細胞は"酢締め"されません。1.5%酢酸水溶液を散布してから30秒後にインジゴカルミンを散布すると、その病変をさらに視認しやすくできます。1.5%酢酸水溶液は、5分経過するとその効果が消失しますので、繰り返し散布することも可能です。

胃カメラの**おいしい**飲ませ方

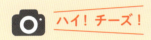

胃アニサキス症 その2

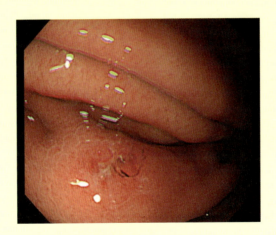

胃癌検診で来院された患者さんに見られた、アニサキスの痕跡です。
アニサキスは、人の胃内では生きながらえることはできず数日で死にますが、
その後にこのような痕跡を残します。この患者さんは、検査の3日前に
刺身を食べていました。一見、タコイボのように見えますが、
雛襞が浮腫状に肥厚しています。一般的なタコイボびらんと異なるのは、
タコイボが長軸方向に縦走配列せず、アトランダムに散在している点です。

15 胃を観察する

三杯酢で超早期胃癌の発見ができる！

今回は、「超早期胃癌」を発見しやすくする一工夫をお話しします。通常内視鏡観察、拡大内視鏡観察と比べて、画質が劣るとされる経鼻内視鏡で特に使える工夫です。

三杯酢を知っていますか？

胃癌の発見方法として、胃腸屋業界では「酢酸散布法」がかなり普及してきています。1.5％酢酸水溶液を胃内に散布して観察する方法です。この方法を私に教えてくださった先生は、工業用の25％酢酸を院内で希釈して使っているとのことでした。しかも、院内の倫理委員会に諮った上で、使用していたとのこと。二重の意味で私は驚きました。

25％酢酸の危険性は、いくつかの医療事故が既に発生しており、インターネット上でも騒がれたことがありますので、詳細は割愛いたします。また、1.5％酢酸水溶液がいわゆる「三杯酢」のことであることに気がつかなかったのかな…？と思いました。

そもそも皆さんは、三杯酢をご存じでしょうか。料理に詳しくない方でも、今の時代はクックパッド先生が簡単に教えてくれますが、料理にうといドクターにも分かりやすく覚えていただくために、私は「三倍酢」とあえて表現しています。

写真26　穀物酢と米酢の瓶の裏面

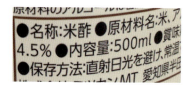

胃カメラ用の簡単な三杯酢の作り方

　用意する食用酢ですが、ここでちょっと私のこだわりをお伝えします。スーパーなどに並んでいる食用酢を用意するのですが、皆さんならどちらを購入しますか。「穀物酢」ですか？「米酢」ですか？

　ちなみに私がよく使用するメーカーの穀物酢の酸度は4.2％で、米酢は4.5％です（**写真26**、※編集部注：メーカーごとにその濃度が異なることがあります）。1.5％酢酸水溶液を作るためには、どちらの方が簡単かお分かりいただけると思います。米酢の方が若干高価であることが多いのですが、ここは「米酢」にこだわりましょう。

　米酢10mLに対して、水道水20mLを加えれば、胃カメラ用の簡単な三杯酢ができ上がります。米酢5mLに対して、水道水10mLでもいいですね。使いやすいシリンジの大きさに合わせていただければ良いと思います。

三杯酢を使うとアラ不思議！

　実例をご覧に入れましょう。胃潰瘍の既往歴のある患者さんの胃前庭部後壁の画像です（**写真27**）。　胃潰瘍瘢痕の手前にわずかな発赤を認めました。NBIにすると、周辺粘膜とは何となく違うように見えます。この病変が酢酸散布法によって、驚くように変わります（**写真28**）。

写真27　胃潰瘍の既往歴がある患者胃前庭部後壁画像（左：通常光画像、右：NBI）

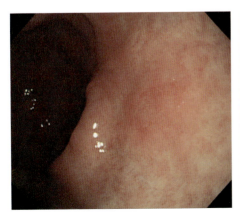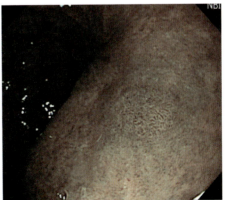

写真28　酢酸散布後の様子
　　　　（左：酢酸散布15秒後の通常光画像、右：酢酸散布20秒後のNBI）

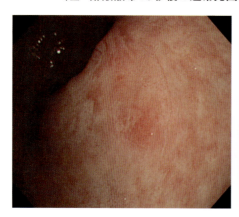 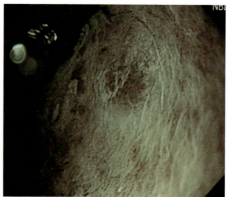

　酢酸散布によって、正常な胃粘膜は白色化（whitening）します。皆さんは、しめサバの表面が白っぽいことをご存じでしょうか。正常な胃粘膜は、「酢締め」ができます。しかし、胃癌細胞や高度異型腺腫は「酢締め」ができません。このため、怪しい病変は「発赤」として目立つようになります。この状態でNBIに切り替えると、whiteningされていない粘膜が視認しやすくなります。

　このwhiteningを確認するには、「三杯酢」を散布してから約30秒間待たなければなりません。散布直後よりも、30秒後の方が病変全体の輪郭像がより鮮明になります。高度異型腺腫の場合は60秒以上待つこともありますが、病変を視認しやすくなるまでじっと待ちましょう（**写真29**）。

写真29　酢酸散布後に胃粘膜が白色化する様子
　　　　（左：酢酸散布15秒後、右：酢酸散布30秒後の通常光画像）

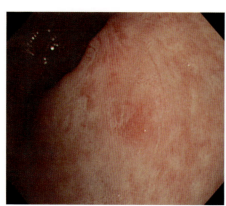 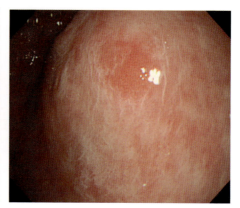

インジゴカルミンも重ね塗りしてみよう

そして、AIM法（acetate-indigocarmine mixture法）も併せて行ってみましょう。インジゴカルミンを重ね塗りすることで、病変が誰でも分かる状態に変わります。インジゴカルミンを散布するタイミングは、三杯酢を散布してから30秒間は待った方が良いです。綺麗に描出できます。（**写真30**）

どこから生検したら良いか、もう迷わないはずです。このようなダイナミックな変化を見てしまうと、ちょっと鳥肌モノです。

この一連の写真は2009年の症例ですが、これらの画像を病理組織検査（生検）の依頼用紙に添付したところ、診断してくださった病理医の先生から、「早く標本を見てみたくなった」とお褒めいただいたことを覚えています。

三杯酢を使う際に注意すべきこと

私は三杯酢をかなり多用していますが、まれに「アレルギー」のある方がいらっしゃいます。胃カメラの前に、「お寿司を食べられますか？」「酢の物は大丈夫ですか？」と確認しています。

いかがでしょうか。これからはぜひ三杯酢を使ってみませんか。

写真30　インジゴカルミン散布前後の様子
　　　　（左：散布前、中央：散布30秒後、右：散布30秒後のNBI）

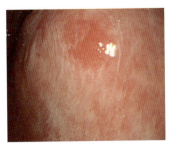
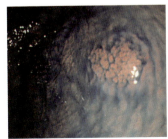
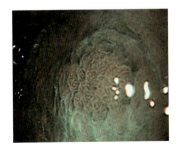

16 胃を観察する

生検時の注意点

生検時の注意点を解説します。

ESD可能な病変は生検しない

もし食道でESDができそうな病変が見つかった場合、絶対に生検をしないでください。生検すると、粘膜下層で線維化が起き、ESD不能となる可能性があります。患者さんに罪なことをするだけになりますので決して生検しないようにご注意ください。

もし胃でESDができそうな病変を見つけた場合、病変をしっかりと狙って採取しましょう。胃は食道と違って生検後の粘膜下層の線維化が強く生じないので、生検は可能です。1.5％酢酸水溶液（＋インジゴカルミン）散布後であれば、正常細胞でない箇所は白くならないため、どこから生検したら良いか迷うことはなくなります。

対象病変へのアプローチ方法に注意

さて、胃内での生検する際ですが、生検鉗子が画面のどの部位から現れるかによって、採取しやすいか、難しいかが変わります。生検鉗子が対象病変に上手く近づけられない場合には、左右アングルレバーを使うよりも、右手で内視鏡をひねってみてください。内視鏡を捻るだけで、驚くほど採取しやすさが変わるはずです。

胃カメラのおいしい飲ませ方

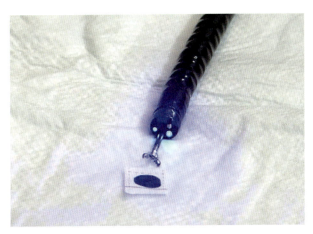

特典DVDの「検体採取の方法」の動画もご参照ください。

17 十二指腸を観察する

十二指腸を見たいのに幽門輪が開かない！

　十二指腸を観察する方法を解説します。皆さんは「幽門輪が開かない」なんて経験をしたことはありませんか。今回は、幽門輪の開け方のコツを3つほどご紹介いたします。

もう一度、呼吸を整えさせましょう

　これは、元手の一番掛からない方法です。幽門輪の開閉を調整しているのは自律神経系です。呼吸を整えることで幽門輪の開き方が変わることはよくあります。しかし、ほとんどの患者さんが過緊張状態のため、呼吸だけではなかなか幽門輪が開きません。でも、うまくいくこともありますので、他の様々な方法を準備している間に、ぜひ試してみてください。

POINT 2　注水する！

　呼吸を調整しても幽門輪が開かない場合には、幽門輪を通して十二指腸球部に注水する方法をオススメします。

　送水機能のある内視鏡の場合には、幽門輪に直接水をあててみてください。水があたった刺激によって幽門輪が開くこともありますし、幽門輪を通過した水が十二指腸球部に溜まることで幽門輪が開くこともあります。

　ただし、送水圧を上げすぎないように調整しましょう。もし、十二指腸潰瘍があって、しかも、出血性十二指腸潰瘍だった場合には、再出血の恐れがあります。

　送水機能のない内視鏡の場合には、レンズ洗浄用の送水ボタンを利用するとよいでしょう。閉じている幽門輪に内視鏡を押し当て、レンズ洗浄用の送水ボタンを押し続けることで十二指腸球部に注水することができます（**写真31**）。

胃カメラのおいしい飲ませ方

写真31　幽門輪に送水する様子

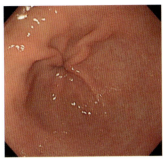 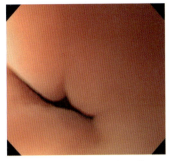 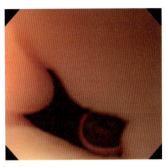

閉じている幽門輪（左）に内視鏡を押し当て、送水ボタンを押し続ける（中央）。
やがて幽門輪が少しずつ開いてくる（右）。

メントールを使用する

　保険診療での検査か、人間ドックなどの自費での検査かによって使用できるかどうかに差があるかもしれませんが、メントールも有用です。メントールはガムや歯磨き粉にも使われていますね。メントールには消化管平滑筋蠕動運動抑制作用があり、それを流用しています。医療用に承認されているメントールとして「ミンクリア」があります。

18 十二指腸を観察する

上十二指腸角は術者の体をひねって越える

前項の幽門輪の越え方に続き、ここでは上十二指腸角（SDA：superior duodenal angle）の越え方のコツをお話しします。

SDAを簡単に越えられる患者さんもいるのに、にっちもさっちもいかなくなることもあって困っています──。そんなビギナーの先生方がいらっしゃいます。実は、SDAの越え方のコツは、難易度別にいくつかあります。

レベル1 ▶ 内視鏡のレバー操作だけで越えられる

十二指腸球部に入ったところで、内視鏡の左右アングルレバー、アップダウンレバーを操作するとうまく越えられることがあります。一般的には、「アップアングル＋右アングル」という操作です（**写真32**）。

レベル2 ▶ 検者自身の体を捻ると越えられる

SDAをなかなか越えられず、後ろから見ていると、お地蔵さんのように固まってしまっているビギナーの先生方もいらっしゃいます。そんなときは**写**

写真32　内視鏡レバーで「アップアングル＋右アングル」をする

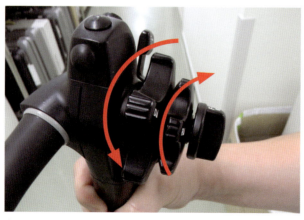

左側の大きめのレバーは、上から下向きに、
右側の小さめのレバーは、下から上向きに回す。

真33のように、術者自身の体を少しずつ、ゆっくりと右側にひねってみてください。それだけでSDAを越えられることもあります。急いでひねると、観察が疎かになったり、十二指腸粘膜に傷を付けてしまうことがありますので注意してください。

レベル3　さらに、内視鏡も時計回しにゆっくり回転!

　検者自身の体をひねっても越えづらい場合は、右手で持っている内視鏡も時計回りにゆっくり回転してみてください。女性で、いわゆる内臓下垂型の体型の場合には、ここまでの操作が必要なことが少なくありません。

　ただし、この操作時に患者さんは内臓を掻き回されるように感じたり、「ゲップ」が出やすくなったりしますので、事前に一言、声を掛けてあげてください。そうすれば、「あぁ、そういうものなんだ」と安心してもらえます。

レベル4　Give up!

　どうやってもSDAを越えられない場合もあります。十二指腸潰瘍穿孔や胆嚢炎の既往のある患者さん、開腹歴のある患者さんでは、十二指腸が周囲臓器と癒着していることもあります。癒着の状況によってはどうやってもSDAを越えられません。そういう時は、撤退する勇気も大切です。そのことも知っておいてください。

写真33　術者自身の体を少しずつ、ゆっくりと右側にひねっている様子

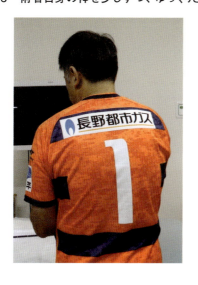 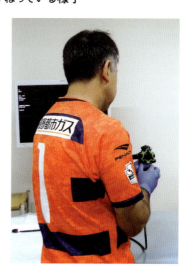

19 十二指腸を観察する

私のこだわり！水平脚に入れる！

　十二指腸編の観察のコツを続けます。今回は、「そこまでしなくても良いんじゃないの？」とよく言われる「十二指腸水平脚への入れ方」を解説します。

　水平脚まで挿入したり、観察したりする先生方はあまり多くはいらっしゃらないと思います。必ずしも水平脚まで挿入できるとは限らないため、ルーティンでは行っていないのではないでしょうか。でも私は、水平脚までの挿入や観察にこだわっています。

水平脚を観察するためには

　ここまで説明してきた方法で上十二指腸角を通過した後、水平脚を観察するためには、ERCPを行う際に必要な「内視鏡の直線化（straightening）」という手技がその多くで必要になります。

　ERCP時のX線写真をご参照ください。内視鏡がたわんでいる画像（**写**

写真34　ERCP時のX線写真

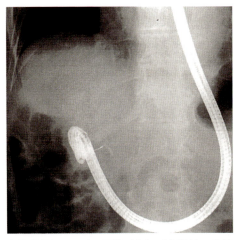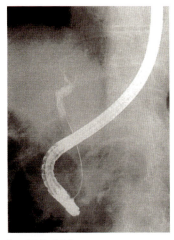

内視鏡押し込み時の画像（左）、「内視鏡の直線化」後の画像（右）

真34左）が、押し込み時の画像です。内視鏡のたわみが少ない画像（**写真34右**）が「内視鏡の直線化」後の画像です。

　写真1左の状態では、内視鏡を押し込む力によって、内視鏡が咽喉頭を押し、胃の大弯も広げられてしまい、患者さんに苦痛を与えてしまいます。また、上十二指腸角から十二指腸下行脚にかけての曲率が大きくなる力が働くため、十二指腸穿孔の原因にもなりかねません。このため、写真35右のように内視鏡を引き上げることで、「内視鏡の直線化」を図ります。

　そして、もう1つ、大切な準備があります。それは胃や十二指腸内の空気を可能な限り、吸引することです。十二指腸に胃カメラを挿入するまでに、少量ではあってもどうしても空気が入ってしまっています。左側臥位で検査を受けている患者さんは、胃前庭部から十二指腸下行脚に空気がかなり溜まっているはずです。

　内視鏡を引き上げる時に、胃、十二指腸内の空気などを吸引することで胃や十二指腸がすぼまり、すぼまる時に胃の大弯が内視鏡を右側に押すため、「内視鏡の直線化」がより容易になります。余裕がありましたら、ぜひお試しください。

20 十二指腸を観察する

スポッと抜けちゃうんです

　前回は十二指腸水平脚への挑戦法について書きましたが、いよいよ胃カメラを十二指腸から抜きながら、写真撮影するコツについて解説します。
　抜くと言っても、単に胃カメラを引き抜くだけではだめなんです。よくビギナーの先生が言うのが「スポッと抜けちゃうんです」「ゆっくり抜いても、スポッと抜けちゃいます」というセリフです。
　スポッと抜けてしまうと十二指腸の襞と襞の間が死角となり、病変を見逃す可能性が生まれてしまいます。

抜く、というよりも、送気する感覚で

　前回解説した通り、私が観察する際は水平脚まで挿入するように心掛けていますが、胃や十二指腸内の空気を可能な限り吸引し、大腸内視鏡検査時と同様の操作で、蛇腹をたたむようにイメージしながら十二指腸水平脚に挿入しています。このため、ただ引き抜いただけでは、たぐり寄せた十二

写真35　送気する前

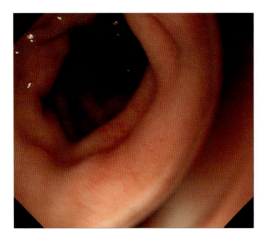

写真36　送気し始めたところ

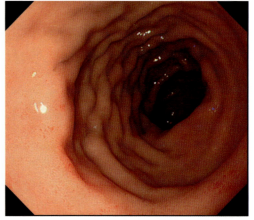

指腸の襞と襞の間が死角となってしまうのです。

　大腸内視鏡でも、蛇腹をたたむように大腸を短縮させながら挿入し、抜去する時は送気しながら大腸の襞を引き延ばして観察します。十二指腸での観察もその方法と同様です。

　十二指腸を観察する時も、送気しながら十二指腸を膨らませ（**写真35、写真36**）、十二指腸が少しずつ膨らむことで、少しずつ抜けていきます。この方法で、死角となりやすい十二指腸後壁側の観察を少しでも容易にすることができます（**写真37、写真38**）。

　少し抜けすぎた場合は、逆に吸引してみると、その位置で胃カメラを保定することも容易になるはずです。私は、急いで送気することなく、ゆっくり送気し、吸引も適宜追加し、十二指腸内をゆっくり観察しながら撮影しています。ぜひ試してみてください。

写真37　写真36の状態から右下に画面を若干動かすと、十二指腸潰瘍瘢痕があった

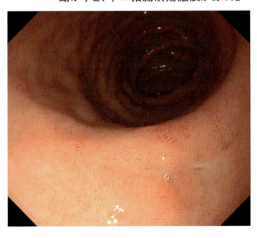

写真38　NBIでも、十二指腸潰瘍瘢痕を確認できる

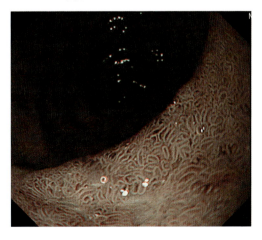

21 十二指腸を観察する

胃カメラを抜く際の5つのこだわり

　さて、いよいよ「抜き」にかかります。「飲ませ方」という表題から外れますが、私は「抜き方」にも少々こだわりを持っています。

 胃カメラを抜くときに空気を抜いてあげましょう

　胃カメラの検査では送気して腸を膨らませますが、室内空気を送気する場合、送気しすぎると患者さんの腹部膨満感は強まってしまいます。ですから検査時間をできるだけ短くするとともに、内視鏡を抜く際も可能な限り空気を抜いてあげるようにしましょう。内視鏡から送気した空気は患者さんの体温でよりいっそう膨張するため、検査終了後に腹部膨満感で苦しくなる方も少なくありません。

　胃内に残った空気は、検査終了後に患者さんが起き上がれば、ゲップとして排出できます。しかし、十二指腸以深の消化管内に残った空気はTreitz靱帯近傍の空腸に浮き上がり、何とも言えない不快感につながることがあります。

　そこで私は、十二指腸まで内視鏡を先に挿入し、十二指腸を観察してから胃の観察に入ります。そして、胃の観察を終了したら、内視鏡を胃前庭部に再挿入し、可能であれば十二指腸に再挿入し、できるだけ空気を吸引しながら抜くようにしています。

　なお、設備の整った医療機関では、内視鏡で送気する際に二酸化炭素を使うようになってきています。この二酸化炭素は消化管内で吸収されるため、検査中や検査後の患者さんの腹部膨満感を軽減できるというメリットがあります。

 食道胃接合部をもう一度撮影！

　検査中に咽喉頭反射やゲップが多い場合は、食道胃接合部で出血して

いる可能性もあります。確認してみましょう。その際にも、呼吸を合わせて撮影するとよいでしょう（35ページ参照）。

POINT 3　食道内を再度観察する場合

挿入時に食道内で気になった部分を、最後にもう一度確認してみたくなることもあります。しかし、意外と余計な付着物があり、観察しづらいこともあります。しっかりと水洗してから再度観察しましょう。ただし、ネチネチと観察すると送気量も増えてしまいます。ですので、私は挿入時に食道内をしっかりと観察するよう心掛けています。

POINT 4　呼気時に喉頭から抜く

食道から喉頭に内視鏡を抜く時も、呼吸に合わせて内視鏡を抜くようにします。吸気時に抜くと、咽喉頭内に貯留している唾液を誤嚥する可能性があるからです。改めて力を抜いてもらい、呼気時に食道から喉頭に抜きましょう。

POINT 5　喉頭部をもう一度撮影

呼気に合わせて抜いた内視鏡を、一旦喉頭部に止めて、声帯や披裂部を観察撮影してみてください。挿入時に余裕がなく、ゆっくりと観察できなかったような患者さんでも、抜去時であればゆっくりと喉頭部を撮影できることがあります。

22 私の裏技

胃カメラでメントールを愛用しています

　ここからはしばらく、「私の裏技」をお話しします。今回は、メントールの使い道です。

　63ページでもその一端をお話ししましたが、私は咽頭反射を抑えるためにメントールを結構愛用しています。メントールには消化管平滑筋蠕動運動抑制作用があります。その作用を上部消化管内視鏡検査や治療に使っているわけです。医療用に承認されているメントールとして「ミンクリア」があります。ミンクリアの添付文書にも、「上部消化管内視鏡時の胃蠕動運動の抑制」と記されています。

　ちなみに、ミンクリアの薬価は882.50円です。ブチルスコポラミン注20mgの薬価が約56円であることを考えると、割高であることは否めません。ただ、それを超えるメリットがあると私は考えています。

　私がメントールを愛用している最大の理由は、アロマセラピーではないかと思えるほどのリラクゼーション効果があるからです。内視鏡を胃内に挿入した直後の段階では、ほとんどの患者さんは落ち着いて検査を受けています。しかし、中には咽喉頭反射が続いてしまう患者さんもいます。そんな時に、メントールが有用です。

メントールの使い方

　メントールの使い方には、いくつかのコツがあります。それは、瀑状胃（44ページ参照）であるか、そうではないかで散布するタイミングと部位が変わるからです。

瀑状胃でないにもかかわらず、咽喉頭反射が続いている場合

(1) 穹隆部、体部に貯留している胃液と空気を吸引しながら、前庭部まで内視鏡を進めます。
(2) 前庭部でミンクリアを散布します。この方法は、添付文書に記されている通りです。
　→ほどなくして、咽喉頭反射が不思議なほど治まります。
(3) そして、十二指腸水平脚までの挿入を試みます。

瀑状胃で咽喉頭反射が続いている場合

(1) 穹隆部に貯留している胃液と空気をいったん吸引します。
(2) その後、ミンクリアを穹隆部で散布します。これだけで咽喉頭反射が治まる方が多いです。
(3) 咽喉頭反射が落ち着いた頃合いで、胃内に送気し、胃を膨らませます。

　このように瀑状胃かどうかで、効果的なメントールのタイミングと部位が違うのは、弛緩させたい胃の筋層の部位に違いがあるのではないかと私は推測しています。

　瀑状胃の場合（**写真39**）、前庭部に内視鏡を進めるまでにかなりの時間をかけて送気し、胃を膨らませます。しかし、送気中にもゲップが出てしまい、胃体部を十分に拡張させられないことはよくあります。胃体部を十分に拡張させられないのは、胃体部、特に胃体上部の筋層の収縮が強いからではないかと推測しています。だから瀑状胃の場合には、穹隆部内でメントールを散布し、メントールを胃体上部大弯側に染み渡らせる──。そんなイメージで散布しています。

　また、瀑状胃では、前庭部に到達するまでに内視鏡で胃体部大弯をかなり押し広げてしまいます。胃体上部の筋層を弛緩させ、内視鏡で押される胃上部の不快感を軽減させることができているのではないかとも推測しています。

　ただし、これはあくまでも私の推測であって、これが証明されているわけではありませんので、ご容赦ください。

写真39　瀑状胃の場合には、穹隆部内でメントールを散布する

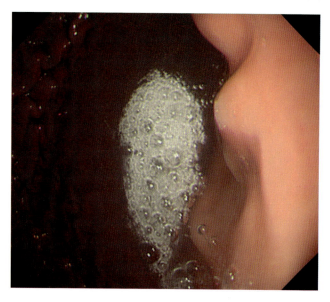

　本音を言えば、ミンクリアの濃度は薄いです。個人的には、倍の濃度の製品化を心から望んでいます。ミンクリアが販売される前には、自作のメントールを使用していました。ミンクリアの倍の濃度で使用していました。メントールの濃度を倍にした場合には、胃の蠕動抑制効果が非常に高く、抗コリン薬に匹敵すると思っていました。

　また、自作のメントールを、下部消化管にも使用していました。大腸ESDを行う患者さんで、前立腺肥大症、緑内障、心疾患などがあるために抗コリン薬を使用できない場合に、自作のメントールを使用していました。大腸ESDは時間がかかります。短時間で効果が消失するグルカゴン・ノボ（薬価2,143円）を何本も使用できれば本当にありがたいのですが、レセプト審査で査定されてしまうのが現状です。大腸ESDを安全に完遂するためには、倍の濃度のミンクリアが商品化され、下部消化管内視鏡時にも使用できるようになれば、本当にありがたいです。欠点は、肛門が後で「スースーする」ことだけです。

　話が少し脱線しましたが、メントールをこんな方法でも試してみてください。

胃カメラの**おいしい**飲ませ方

 ハイ！チーズ！

常用薬

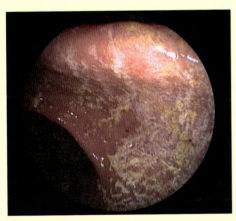
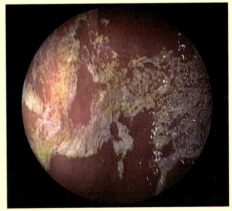

検査当日の朝の常用薬は、糖尿病治療薬以外は基本的にOKです。
しかし、これには参りました。この患者さんの胃粘膜に付着しているのは、
エカベトナトリウム（商品名ガストローム他）です。強固に付着していて、
水洗しても取れません。

23 私の裏技

検査中の止まらないゲップを抑える方法

引き続き、「私の裏技」をご紹介します。今回は、ゲップの止め方です。

ゲップが出やすい人とは…

検査中のどのような場面でも、どうしてもゲップが出てしまう患者さんがいます。胃内を観察している間は、胃を膨らませなければなりません。瀑状胃の患者さんだと、ゲップ1発で検査時間は約1分ずつ延びてしまいますし、瀑状胃ではない患者さんでも、ゲップ1発で約30秒ずつ延びてしまいます。

では、どのような人でゲップが出やすいのでしょうか。個人的な経験に基づいて整理したものですが、**表4**のような人でゲップが出やすい傾向があると思います。

その1：力を抜かせる

どうしても出てしまうゲップをこらえようとすると、無意識に体全体に力が入ってしまいます。首、肩、舌にも力が入ってしまうと、咽喉頭反射が起きやすくなります。

表4　ゲップが出やすいのはこんな人

病態・胃の状態	原因
食道裂孔ヘルニア（噴門部が弛緩している人）	喫煙、肥満、薬剤性（ジギタリス製剤、抗不整脈剤、ネオフィリン製剤、精神安定剤、降圧剤、骨粗鬆症薬、過活動膀胱治療薬など）、円背、骨粗鬆症、胃手術後
腹腔内容積が狭い人	円背
腹腔内が「おしくらまんじゅう」状態の人	肥満、妊娠、腹水が貯留している人、他臓器腫瘍
胃の拡張不全	スキルス胃癌、胃アニサキス症

こういう場合は、力を抜かせながらゲップを我慢させるようにします。具体的には、患者さんの下顎を、ほんの少しだけ引いてみてください（**写真40左**）。患者さん自身に顎を引かせると咽喉頭反射を誘発しやすいので、スタッフに指示して、枕を少しだけ動かすことで調整してください。そうすると、食道入口部が塞がり、ゲップを止めやすくなります。あくまでも、「少しだけ」下顎を引かせてください。

そして、以後の内視鏡操作は、押す時も、引く時も、ひねる時も、ゆっくりと優しくしてあげてください。この方法は、特に食道裂孔ヘルニアによるゲップに有用です。

その２：送気量を減らす

腹腔内容積が狭い人をはじめ、腹腔内が「おしくらまんじゅう」状態の方には、下顎を少しだけ引かせる方法はあまり役立ちません。この場合には、胃カメラからの送気量を減らした上で、観察・撮影するしか方法はありません。

その３：スキルス胃癌を疑う

スキルス胃癌では、その名の通り、胃が硬いため膨らまず、何度もゲップをします。内視鏡検査ではスキルス胃癌は分かりづらいとも言われています。なかなか膨らまない時には「スキルス胃癌かな？」と疑うこ

写真40　患者の顎の位置を調整する

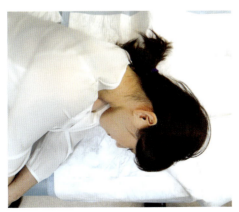 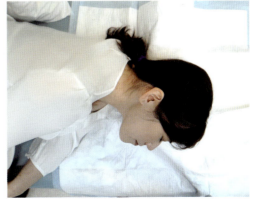

左の写真くらい下顎を引けば食道裂孔ヘルニアによるゲップは抑制できる。
ただし、下顎を引くときに咽喉頭反射が起こりやすいので注意する。

とも大切です。

　スキルス胃癌以外で、胃の拡張不全が起きる代表例は、胃アニサキス症でしょう。胃アニサキス症の腹痛は、アニサキスに噛まれたから「痛たた……」となるわけではなく、アニサキスに噛まれることで起きるアレルギー反応（ヒスタミンの大量放出）で胃の筋線維が強収縮を起こすことが原因です。あたかも「ヒスタミンストーム (histamine storm)」のような状態です。当然、胃も拡張できません。そういうときは、メントールを試してみてください。胃体部の雛襞に挟まれるように隠れていたアニサキスが見つかるかもしれません。

胃カメラの**おいしい**飲ませ方

ハイ！チーズ！

切り餅

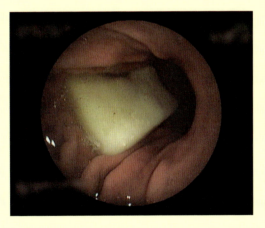

ここまで綺麗に残っていると、思わず笑ってしまいます。1月末に、残っていた切り餅を「もったいない……」と思い、電子レンジで「チン」して食べたのだそうです。
電子レンジでチンした切り餅は、数分間は軟らかいですが、その後、急速に硬化します。軟らかい間に丸のみしてしまうと、胃の中でこのようなことににになります。
この患者さんは、餅を丸呑みしてから1週間後に来院されました。
胃角部には胃潰瘍ができていました。

24　私の裏技

胃カメラの「死角」を見える化するには？

　多くの内視鏡医は、様々な小細工を駆使して微小病変を見出そうとしています。しかし、どうしても「見落とし」が生じてしまいます。それは、怠慢による見落しではなく、内視鏡画像に「死角」が生じてしまうためです。今回は、そんな死角を「見える化」するための工夫をお話しします。

【死角1】
画面右側（背側）に注目！

　画面の右側が死角になる？　そんなことはないと思われるかもしれませんが、人体の構造上、やむを得ない問題です。

　写真41は、食道の内視鏡画像です。このように真っ直ぐな中を観察する時には、死角は見当たりません。

写真41　食道の様子

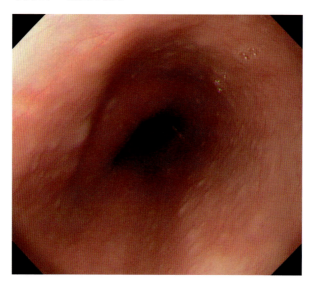

しかし、胃や十二指腸はどうでしょう。**写真42**は、食道から胃に入ったばかりの時点での胃弓隆部から胃体上部の画像です。死角はありませんか？
　画面右側（背側）が死角になりそうですね。

写真42　胃弓隆部から胃体上部の画像

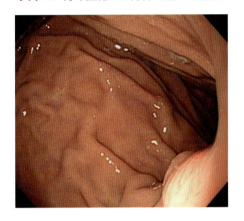

　写真43は、十二指腸球部の画像です。上十二指腸角後壁側（画像の右下側）は死角になりませんか？

写真43　十二指腸球部の様子

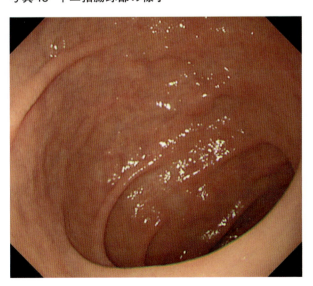

大腸内視鏡検査と同様に、上部消化管でも、屈曲部の内側はどうしても死角になります。車の運転と同じですね。それぞれの臓器の形態上、「見える化」に限界があることは確かですが、それでも「見える化」の努力はしてみましょう。
　胃の中の死角は、胃をかなり膨らませることで胃を直線化し、見える化することがある程度可能です。**写真44**は胃を膨らませる前と後の比較画像です。どうでしょう？

写真44　胃を膨らませる前（左）と膨らませた後（右）

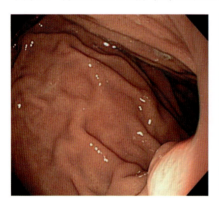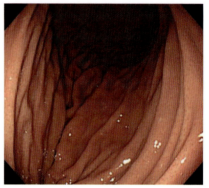

　一見すると、違う場所を撮影しているかのように見えますが、胃を膨らませることで、椎体をまたぐように弯曲した形の胃を直線化して観察することが可能になります。
　上十二指腸角後壁側の「見える化」は、送気をしても十二指腸を直線化できないため、内視鏡先端キャップ（フード）を装着することが最善でしょう。これについては、大腸内視鏡の成書にも記されていますので、今回は割愛します。

【死角2】
明暗による死角

　今の内視鏡は、モニター画面上の光量や明暗を、自動調整する機能があり、その影響で術者の見た目と異なる画像として撮影されてしまうことがあります。胃噴門部から胃体上部小弯でのハレーションはその最たる例です。

写真45　胃噴門部後壁側のハレーションが起きた画像（左）とNBI（右）

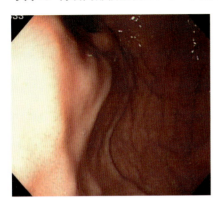 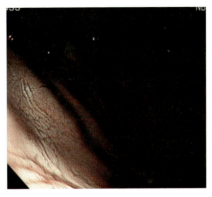

写真45は、胃噴門部後壁側の画像です。検者が撮影した際にはモニター画面で「良い感じ」に見えていたにもかかわらず、撮影してみたら「アレレ？」という典型例です。このようにハレーションが起きてしまった場合でも、NBIにしてみると粘膜面を観察しやすくなります。

　また、噴門部小弯は、オートフォーカス機能が「あだ」となることもあります。デジタルカメラと同様に、撮影したい場所のピントや露出が合わないことが起こります。この場合は、酢酸水溶液を散布した後にNBIで観察すると、「見える化」を図れます（**写真46**）。

　今回紹介した方法以外にも、患者さんの体位を変えてみたり、スタッフに患者さんの腹部を圧迫してもらうなど、様々な「裏技」がありますので、周りにいらっしゃる達人にも尋ねてみてください。

写真46　噴門部小弯のハレーションが起きた画像（左）と酢酸水溶液散布後のNBI（右）

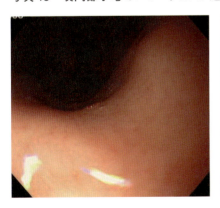 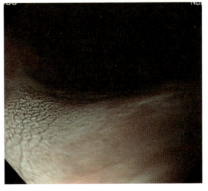

25 私の裏技
「経鼻内視鏡でお願いします」と言われたら

「以前の検査が大変だった！」という患者さんからの要望で多いのが、鎮静剤の使用（14ページ参照）や、経鼻内視鏡（細径内視鏡）の使用です。

私は、下顎の小さい患者さんや、咽喉頭反射の強い患者さんでは、希望に応じて経鼻内視鏡を使用しています（**表5**）。ただし、経鼻内視鏡には表5のような欠点があることを事前に説明し、再検査となることもあり得る旨をご承知いただいています。なお、当院では、4つの検査ブース（検査担当医師は3〜4人）に対して、経鼻内視鏡を6本用意しています。

経鼻内視鏡はその細さから、咽喉頭や舌への接触面積が小さくなり、咽喉頭反射を誘発しづらいと言われていますが、そうしたメリットばかりではありません。経鼻内視鏡のメリット・デメリットを十分に心得た上で、本当に使用すべきかをよく考えるようにしてみてください。

表5　当院での経鼻内視鏡の位置付け

		利点・使い道	欠点
拡大内視鏡	約11mm	画質は非常に緻密。癌を疑う場合の再検査用や追跡検査用。	太い！ 焦点を合わせづらい 画像がブレやすい
通常内視鏡 （経口内視鏡）	約8mm	画質、操作性、吸引・送気時間などを考慮し、最も汎用	
細径内視鏡 （経鼻内視鏡）	約5mm	患者さんの希望が強い時に使用	画質が最も劣る 光源が1つのため、影を作りやすい 吸引・送気に時間が掛かる 内視鏡に硬さがない

胃カメラのおいしい飲ませ方

POINT 1 どちらの鼻から入れますか？

　30ページで「食道への胃カメラ挿入は右から？　左から？」という疑問について解説しましたが、経鼻内視鏡の場合、どちらの鼻腔から入れていますか。実は、考えるべきポイントがあります。

　人間の鼻がなぜ2つ開いているのかというと、片方ずつ「開いて」「閉じて」を交互に繰り返しているからです。耳鼻咽喉科の先生によると、その周期は15～20分前後らしいです。詳細については、耳鼻咽喉科の先生方にお尋ねください。

　ですので、経鼻内視鏡を使う時は、どちらの鼻から内視鏡を入れるかを確認してみましょう。まずは、患者さんに「どちらの鼻の方が通りが良いですか」と聞きます。「あまり分からない」と回答してきたら、**写真47**のような小道具を使ってみることをお勧めします。

　この雲形の黒色の物体は、感光してしまったレントゲン写真のフィルムを切り抜いたものです。型は、膿盆を用いました。これを鼻の下にあてがって、鼻から息を吐き出させてみてください。蒸気の付き方で、どちらの鼻の方が通りが良いか視認できます（**写真48**）。左右差がなければ、数分後に再検することで分かるかもしれません。このような小道具をわざわざ作成しなくても、文具屋さんで「色の濃い下敷き」を購入しても良いと思います。

写真47
経鼻内視鏡で患者が左右どちらの鼻腔から入れてほしいか分からない際に使用する小道具

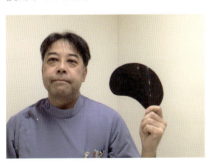

写真48
感光してしまったレントゲン写真のフィルムを使用し、左右どちらから経鼻内視鏡を入れるか判断する

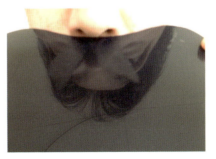

鼻中隔弯曲症のある患者さんの場合

　鼻中隔が完全な正中に位置していることは少ないです。大概はどちらか一方に弯曲しています。片方しか通らない場合は、鼻中隔弯曲が高度だと考えます。そのような患者さんは、鼻の中が広い方に挿入するのが定石です。

　でもちょうどそのタイミングで広い方の鼻が広がっていなかった場合には、腋下にモノを挟むことを試してみてください。**写真49**は、私が使用しているモノです。手頃なサイズのタオルなどでも良いと思います。

　これを腋の下に挟んで、腕を広げたり閉じたりを3〜5分間繰り返すと、反対側の鼻の中が広がります。**写真50**のように挟むと、左の鼻腔が広がります。腋窩を刺激するとその対側の鼻腔内が拡がる仕組みについては、交感神経系の作用と考えていますが、詳しくはよく分かりません。駆け出しの頃に、同年代の耳鼻科の先生に教わった方法です。

鼻の中がどうしても広がらない場合

　どうしても鼻の中が広がらないことがあります。花粉症のシーズン中などはその最たる例です。そのような場合は無理をしても鼻出血を起こすだけですので、経鼻ルートでの挿入を断念し、経口的に細径内視鏡を挿入しても良いと思います。

経鼻内視鏡の最大のデメリット

　経鼻内視鏡の最大のデメリットは、その画質です。細くなれば画素数が減ってしまうことは当然です。この点を患者さんに十分説明した上で、経鼻内視鏡を選択してもらってください。

写真49　高度な鼻中隔弯曲症の患者で使用する小道具

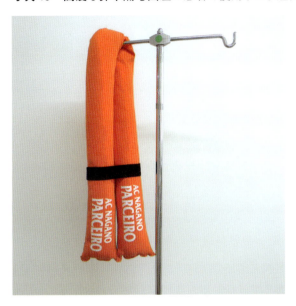

写真50　写真49を腋下に挟み、腕を広げたり閉じたりを
　　　　3〜5分間繰り返すと反対側の鼻の中が拡がる

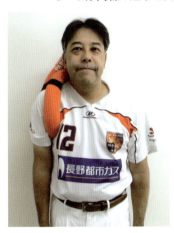 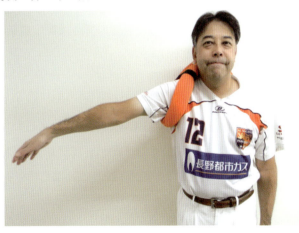

26 機能性消化管障害の診療を考える

機能性消化管障害も胃カメラで検討できる！

　私たち胃腸屋の本分は、「おいしく食べていただくこと」と「楽に出していただくこと」です。つまり、「快食・快便」が最大の目的だと私は考えています。

　繰り返しになりますが、胃カメラの目的は2つあると考えています。1つ目は癌検診。特にESDが可能な超早期癌を発見することです。2つ目は、近年浸透し始めてきた「機能性ディスペプシア」改め「機能性消化管障害」の補助診断に役立てることです。消化管の機能学は他分野と比べてまだまだ遅れていますが、胃カメラで胃腸の機能を推し量ることもかなり可能です。

　機能性消化管障害の患者さんの中には、ドクターショッピングをしている方もちらほらおられます。そんな時に、胃カメラの所見からその病態をプロファイルでき、適切な診断と治療につなげられれば、どんなに喜んでいただけることでしょうか。

　消化管機能障害の詳細については、2016年6月にRomeIV分類が発表されています。一度、目を通してみてください。ものすごい情報量で、その存在感（分厚さ）に私は腰が引けてしまいました。また、これまでのRome分類もそうでしたが、Rome IV分類も実際の臨床現場では使いづらい発想がベースとなっているように感じました。今回の「胃カメラのおいしい飲ませ方」では、私の診療手順を紹介しながら、私なりに機能性消化管障害について整理してみたいと思います。

機能性消化管障害：総論

　機能性消化管障害とは、消化管の「機能」が「とにかく不調」の状態をいいます。しかも、様々な検査で明らかな異常がないにもかかわらず、です。何とも漠然とした状態です。その上、機能性消化管障害の診療は非常に難しいです。なぜなら、これまでの消化管疾患の診療が、形態学をベースとしているからです。

機能性消化管障害の症状は非常に主観的で、循環器疾患や整形外科疾患、各種画像診断のように、具体的に数値化して客観視することができません。「俺、今日のもたれ感70％」などとは患者さんは言い表せません。
　消化管の機能を分類すると、(1)動かす、(2)止める・溜める、(3)吸収する──の3つになると思います。適度に動かし、適度に止め（溜め）、適切に吸収する。「適度」という良い塩梅の「解」は、患者さんの実感に頼らざるを得ません。

機能性消化管障害：食道編

　食道での機能性消化管障害の症状は、逆流性食道炎の症状とほぼ同義でしょう。逆流性食道炎の原因は、(1)過酸、(2)弛緩した噴門、(3)食道や胃の蠕動運動の低下──と考えます。
　(1)過酸の有無は、食道・胃粘膜接合部の粘膜損傷の状態（Los Angels分類）、胃内の過酸の所見（櫛状発赤、タコイボ、線状胃潰瘍）などから判断できます。(2)弛緩した噴門は、内視鏡画像で視認できます。(3)食道や胃の蠕動運動の低下は、「もたれ」「胸焼け」「つかえ感」「ゲップ」などの症状として表出します。
　どの程度、機能低下しているかを客観的に言い表すことはまだ難しいですが、食道の蠕動周波数をカウントすることも有効でしょう。また、胃液の逆流が、胃液が胃から十二指腸に十分排出されていないことが原因である場合もあります。すなわち、胃の蠕動運動機能が低下した場合にも、逆流性食道炎は起こり得ます。もし、胃液が黄色や緑色の場合は胃の蠕動運動が低下し、胆汁が十二指腸から胃内に逆流していると考えます。ですので、胃内の胃液の色や、胃粘膜の状態を確認することも重要です。

機能性消化管障害：胃編

　胃での機能性消化管障害の症状は、「痛い」「もたれる」「張り感」「重い」「食欲がない」などでしょうか。これらの症状も「動きすぎ」か「動いていない」か──に分類できます。
　「動きすぎ」の時は、胃が収縮しすぎており、送気をしてもなかなか拡張しないこともあります。また、幽門輪も同様に強収縮し、なかなか開きません。

「動いていない」時は、食物残渣の貯留、胆汁の逆流などを観察できます。

機能性消化管障害：十二指腸編

　十二指腸での機能性消化管障害の所見はなかなか言い当てづらいですが、過食の所見は散布性白斑の存在で容易に判断できます。ただし、十二指腸周囲の手術歴（胆嚢摘出術、十二指腸潰瘍穿孔大網充填術など）のある患者さんでは、十二指腸周囲のリンパ流が変わっていますので、散布性白斑を認めてしまうこともあります。既往歴を確認しておくことは、とても重要です。

胃カメラの**おいしい**飲ませ方

 ハイ！チーズ！

魚骨

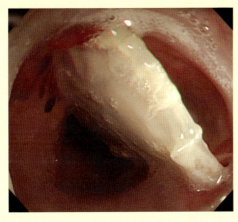
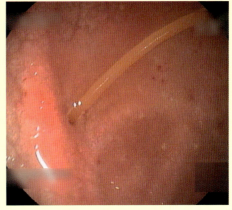

左の写真では、上部食道に刺さった魚骨を認めました。右の写真では、
十二指腸憩室に刺さった魚骨が見えます。胃カメラ検査では、
いろいろな魚の骨を目にします。魚の肩の部分に当たる『鯛の中の鯛』と呼ばれる骨は、
「通」の方にはたまらない部分なようで、骨ごとしゃぶっていて飲み込んでしまい、
食道に刺さっているケースを時折見かけます。
このような大きな骨が刺さっていた場合には、骨を無理やり除去しようとせず、
専門家に任せた方が無難です。

27 機能性消化管障害の診療を考える

機能性消化管障害を診断するための問診のコツ

　ここでは、実際の診療でどのように機能性消化管障害の原因を探っていくか、問診の工夫を紹介します。

4つの原因を想定して質問

　機能性消化管障害の原因を考えるとき、大きく分けて(1)自律神経の不調、(2)不摂生な食生活、(3)薬剤性、(4)その他——に分けられます。これらについて具体的にどのような問診をするのか、その例を紹介しましょう。
　例えば(1)自律神経の不調による機能性消化管障害の可能性を探るのであれば、体内時計が乱れるような生活をしていないかを確認します。具体的には「時差ぼけですか」「徹夜ですか」「夜勤ですか」「勤務時間帯が不規則ですか」「残業時間が長いですか」「体調に合った睡眠薬を服用していますか」「昼寝をし過ぎていませんか」「深夜番組を見ていますか」「夜中にコンピューターの画面を見ていますか」などの質問が有効です。
　もし(2)不摂生な食生活による機能性消化管障害の可能性を検討するのであれば、「暴飲暴食していますか」「おやつを食べますか」「適切な時間帯に食事を摂っていますか」「就寝直前に夕食を摂っていますか」などの質問をします。これらの質問に該当する場合は、消化管が休憩できない状態になっています。
　(3)薬剤性による機能性消化管障害では、「胃腸の動きを止める薬（ジギタリス製剤、抗不整脈薬、ネオフィリン製剤、精神安定薬、降圧薬、骨粗鬆症薬、過活動膀胱治療薬など）を処方されていますか」「胃腸を動かす薬（下剤、抗パーキンソン病薬、プロトンポンプ阻害薬）を処方されていますか」「常用薬はありますか」「サプリメントを使っていますか」などの質問で聞き出します。
　その他の原因による機能性消化管障害の可能性を探る質問の例としては、「タバコを吸いますか」「仕事で、特殊な薬品や有機溶媒を使いますか」

「人間関係は大丈夫ですか」「生水を飲んでいませんか」「ヘリコバクター・ピロリ菌に感染していませんか」「治療中の病気はありませんか」「腹部の手術経験はありませんか」などです。

　機能性消化管障害に対する私の診療スタイルは、原因に対する治療と、症状に対する治療の「2本立て」です。ドクターショッピングしてしまう機能性消化管障害の患者さんの大多数は、症状に対する治療にばかり目が奪われています。原因に対するツッコミはほとんどなされません。原因が改められなければ、症状が改善しないのは当然でしょう。

　機能性消化管障害の原因は、様々な検査を駆使してもなかなか分かりません。問診や常用薬の確認、生活習慣の聴取など「プロファイリング」とも言える地道な作業から、機能性消化管障害の原因は判明します。しかし、様々な検査を駆使する理由は、他の疾患を否定するためです。これも大切なことです。

28 番外編

原因は「おやつ」！
体のココを見れば分かる!?

　今回紹介するのは、日ごろの検査を積み重ねる中で、何となく気付いていたテクニックです。

　これまで機能性消化管障害について説明してきましたが、機能性消化管障害の原因として最も多いのは「食」、すなわち、暴飲暴食です。飽食の時代と言われて久しいですが、戦後の日本人の食生活はとにかく激変しました。いつでも、どこでも、自分の好きなモノばかりを、お金さえ出せば飲み食いすることが可能になりました。その結果、肥満、糖尿病、脂質異常症、痛風、高血圧症、脂肪肝、大腸癌、変形性膝関節症、腰痛症などなど、過食に起因する疾患に悩む人も増えました。

　消化管疾患でも、機能性消化管障害という病名が提唱されはじめています。その機能性消化管障害の最大の原因は、日頃の不摂生な食生活でしょう。胃袋だって、こき使われれば早く傷み、悲鳴を上げます。朝食を摂り、10時にお茶をして、昼食を摂り、15時にはおやつも食べ、そして夕食には1日のうちで一番こってりでヘビーなものを食べ、さらには夜食まで……。胃にこんな食生活に耐えろという方が無理です。

　胃袋は休憩時間を与えられずに酷使され、胃液をより分泌させられ、そしてその多すぎた胃液が逆流性食道炎、櫛状発赤、線状胃潰瘍、タコイボを作り、具合を悪くさせてしまうのです。

　そんな方々が毎日3～4人ずつ胃カメラを受けに来院されているわけですが、かれこれ10年くらい前のことでしょうか、「ある部位」を視診するだけで、おやつが原因かどうかを見分けられることに気付きました。その「ある部位」とは、胃カメラでの観察所見ではありません。あくまでも通常診察時の視診だけです。

　おやつを食べる方の内視鏡所見は、(1) 逆流性食道炎（gradeM が大多数）、(2) 胃底腺ポリープ、(3) 胃体部から前庭部の櫛状発赤、(4) 胃角部から前庭部のタコイボ、(5) 胃内への胆汁の逆流、(6) 十二指腸の散布性白斑――などでしょう。

しかし、検査前の視診で、下の写真に注目してみてください（**写真51**）。左はおやつを食べない人、右はおやつを食べる人です。違いにお気付きでしょうか。

写真51　左はおやつを食べない人、右はおやつを食べる人の腕

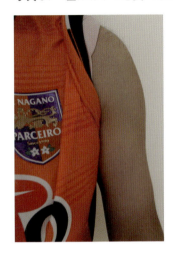
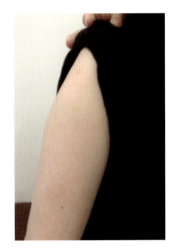

　私が気付いた点は、上腕外側部分の見た目の違いです。三角筋と、上腕二頭筋と、上腕三頭筋に囲まれたこの部分、つまり三角筋停止部のあたりです。おやつを食べない人はここが凹んでいます（**写真52左**）。一方、おやつを食べる人には三角筋停止部のあたりに膨らみがあります（**写真52右**）。

写真52　三角筋停止部の見た目の違い（左：お菓子を食べない人、右：お菓子を食べる人）

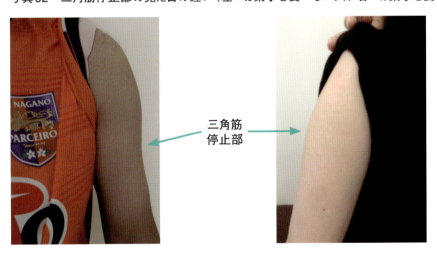

なぜこのような違いが出るのかは不明です。おやつを食べても、体をしっかりと動かしている人は、そもそも消化管症状がないので、来院されないだけなのかもしれません。ですので、この形態だけでは「おやつを食べるか否か」を結論づけられません。しかし、症状のある方では、この所見の特異度が高い気がしています。きちんとしたデータは取っていませんが、100％に近い特異度がある印象です。

機能性消化管障害の患者さんの問診時（胃カメラの前）に上腕外側（三角筋停止部）を視診していただき、内視鏡所見と併せて、後で尋ねてみてください。

「おやつを食べますか？」

ほとんどの患者さんは否定すると思います。特に、女性患者さんはものすごい勢いで否定するはずです。ですが、「おやつを全く食べませんか？」とたずねると、「実は……」「少しだけ……」「一口だけ……」と白状されます。この「少ししか食べない」ことが、機能性消化管障害の最大の原因となっています。

胃は、くそ真面目な臓器です。食物が胃内に到達する前から胃液を出し始めてしまいます。次の食事の時間まで、消化せずに溜めておくことができません。顎を動かすことで唾液が分泌され、嚥下し、食道が蠕動運動を始めれば、一口分を飲み込んだだけで、胃は500〜1000mLもの胃液を分泌し始めます。

饅頭1個だけ、煎餅1枚だけ、リンゴ一欠片だけ——それだけでも不必要に多くの胃液が分泌されてしまいます。途中で胃液を止めることができません。そして、結果的に胃液が余ります。饅頭1個だけ、煎餅1枚だけでは胃が膨らみません。多すぎる胃液が食道へと床上浸水し始めます。多すぎる胃液は、胃内も荒らします。胃液は理科の実験で使った「塩酸」そのものです。塩酸を飲んだらどうなるかと、患者さんにイメージさせてみてください。十二指腸や小腸も、多すぎる胃液を中和できないと、胃の蠕動を止める反射を起こし始めます。そして、胃内に胃液がいつまでも貯留します。

このような胃液の分泌は、水やお茶を飲んでも起こりません。胃は水やお茶を消化することはありませんし、食道も蠕動する必要がないから

です。
　内視鏡所見で過酸状態と判断し、H_2ブロッカーやプロトンポンプ阻害薬を処方したにもかかわらず、症状がスッキリしないという患者さんはいませんか。そんな時に上腕外側（三角筋停止部）を視診してみてください。ぷっくりとしていたら「おやつを食べますか？」と尋ねてみてください。「実は……」「少しだけ……」「一口だけ……」という回答が出るように誘導するのも、テクニックです。おやつをやめることで症状が改善し、薬要らずになり、何人もの先生方を渡り歩いていた患者さんは驚き、そして、感謝されます。元手も掛かりませんので、診察時のチェックポイントの1つとしてぜひ試してみてください。

※追記1：おやつをやめさせると、5〜10kgくらいは減量ができます。これも喜ばれます。
※追記2：どうしてもお菓子を食べたがる患者さんは結構います。そんな方々には、「3食後のデザートはOK」とご説明ください。これなら、食事の際に分泌された胃液が「デザート」を消化してくれるからです。

29 番外編
胃癌検診について知っておきたいこと

　繰り返します。私の中での胃カメラの目的は、「胃癌検診」と「機能性消化管障害」の補助診断です。機能性消化管障害の補助診断に関しては、42ページと88〜97ページをご参照ください。今回は、胃癌検診について、その「現状」と「これから」について解説します。

まず、「検診」と「健診」

　この2つの単語の違いがお分かりでしょうか。「検診」とは、ある特定の病気に罹っているかどうかを調べるために診察・検査を行うことを意味します。癌検診だけでなく、骨粗鬆症検診、肝炎ウイルス検診も該当します。「健診」とは、健康診断の略です。「健康かどうか」「病気の危険因子があるか否か」を確かめることが健康診断です。

　現在の一般的な癌検診は、肺癌、乳癌、胃癌、大腸癌、子宮癌（子宮頸癌）だけです。これらは、国が定めた「対策型癌検診」として行われています。1982年度からは市区町村が主体となって行っています。その他の臓器の対策型癌検診はありません。その他の臓器の癌検診をどうしているかというと、任意型検診と称され、人間ドックなどでの「オプション検査」として行われています。

　国で定めた対策型検診ですが、1982年度の方法が現在も続いています。

- 肺癌検診：問診、胸部X線検査、喀痰細胞診
- 乳癌検診：問診およびマンモグラフィー
- 胃癌検診：問診に加え、胃部X線検査または胃内視鏡検査
- 大腸癌検診：問診及び便潜血検査
- 子宮頸癌検診：問診、視診、細胞診および内診

肺癌検診では、CT検診を導入し始めた自治体もあります。CT検診での肺癌の発見率が間接撮影検診の約10倍と非常に高く、また、発見された肺癌の73.7％が腫瘍径1cm未満であるという報告もあり、CT検診の有用性については注目を集めています。しかし、CT検診は費用がかさむことと、読影委員の仕事量が膨大に増えることから、まだ一部の自治体で実施しているのみです。

　胃癌検診では、ABC検診を導入し始めた自治体も増えてきています。しかし、ABC検診の簡便性（受診率上昇）とコスト削減のメリットばかりが強調されていることに、私は危うさを感じています。ABC検診は、胃癌の数あるリスク因子の1つ、*H. pylori*にしか着目していない検診のため、本当に良いのか？と私は考えています。*H. pylori*陰性であっても、ヘビースモーカーであれば胃癌のハイリスク群です。その他に、過剰な塩分摂取量、早食い、血筋なども胃癌のリスク因子です。これらのリスク因子のことをABC検診では考慮に入れられていません。

　そもそも、国の癌検診の目的は「死亡率の減少」です。死ななきゃいい、という考え方です。臓器温存という発想は皆無です。国民のquality of life（QOL）はどうでもいいようです。もっとも、国の議論は一個人というミクロを対象としていません。国民全体というマクロの視点で議論しています。マクロの議論をする場合には、大規模試験の結果であるevidenceを求めてきます。EBM（evidence based medicine）がもてはやされる時代ですが、統計学上の数値は、とある集団の中の傾向を示すにすぎません。集団の中の一個人にとっては、あまり意味を成しません。

　「早期胃癌で良かったですね」「5年生存率は98％！」「でも、胃を取ります。食べられる量は減ります」——。これでいいのでしょうか。「見つけりゃあ、それで良い！」。今はそんな時代でしょうか。

　1982年度から行っている対策型癌検診。1982年頃を思い出してください。

- ●超音波検査はありましたか？
- ●CT検査はありましたか？
- ●MRI検査はありましたか？
- ●鏡視下手術はありましたか？

早期発見、早期診断、早期治療が重要であることに、異論はないはずです。時代が流れ、今では国民の2人に1人が癌に罹ります。医療が進歩した現代を生きる一個人にとって、現時点での癌検診の意味は何なのでしょうか？「各臓器機能の喪失を甘受するか、否か？」ということに尽きます。医療は進歩しています。医療の進歩に今の癌検診がついていけていません。

　実臨床で1人1人の患者さんと相対している胃腸屋の立場では、ESDが可能な超早期癌の発見にこだわっています。バリウムでの胃癌検診でESDが可能な病変を発見することは非常に困難です。胃を温存するために一番良い胃癌検診は内視鏡です。

　新潟市では「内視鏡胃がん検診」を2003年から開始しています。内視鏡医の養成、撮影部位の標準化など、容易ではないハードルを少しずつ乗り越えながら、「内視鏡胃がん検診」データを重ねてきました。そのデータを基に、2016年度から「内視鏡胃がん検診」も認められるようになりました。新潟市での「内視鏡胃がん検診」で近年の発見された胃癌では、早期胃癌が80％を越え、内視鏡手術（EMR、ESD）症例が60％を超えています。これだけの素晴らしいデータが示されていますが、「内視鏡胃がん検診」の現在の最大の問題点は、内視鏡検診を担当できる医師が少ないことです。

　国では、「死亡率の減少」をエンドポイントに設定した議論を相も変わらず続けています。QOLの維持を目的とした「内視鏡胃がん検診」の有用性を積極的に推進しようとはまだしていません。診療報酬では、上部消化管造影検査 110点（E 000 透視診断）、上部消化管内視鏡検査　1140点（D 308）であることも、議論に乗せたくない誘因かもしれません。しかし、新潟市での「内視鏡胃がん検診」では、1例あたりの平均検査費用が、内視鏡検診11,616円、バリウム検診11,268円とほぼ同額であるにも関わらず、1例の胃癌を発見するために要した費用は、内視鏡検診1,262,159円、バリウム検診3,478,315円とのことでした。

　どの癌検診でも同じですが、より簡便で、安価で、臓器温存を念頭に置いた超早期癌を発見できる癌検診は、残念ながらありません。しかし、死ななきゃいいという発想の癌検診と、1人1人のQOLまで考える癌検診、どちらを進めていくのか、改めて考え直さなければならない時代のはずです。

胃カメラのおいしい飲ませ方

中島恒夫（なかじま・つねお）

1992年に信州大学卒業。2012年から丸子中央病院にて消化器内科医として勤務。日本の医療を守るために2008年に設立された医師による団体「全国医師連盟」の代表理事も2011年から務めている。

胃カメラのおいしい飲ませ方

2017年12月12日　初版第1刷発行
2018年　6月14日　初版第2刷発行

著　　者	中島恒夫	
編　　集	日経メディカル	
発 行 者	倉沢正樹	
発　　行	日経BP社	
発　　売	日経BPマーケティング	
	〒105-8308　東京都港区虎ノ門4-3-12	
デザイン	佐藤 穣太（ステンスキ）	
印刷・製本	図書印刷株式会社	

©Tsuneo Nakajima 2017　Printed in Japan　ISBN 978-4-8222-5890-0

● 本書の無断複写・複製（コピーなど）は著作権法上の例外を除き、禁じられています。
購入者以外の第三者による電子データ化および電子書籍化は、私的使用を含め一切認められておりません。
本書籍に関するお問い合わせ、ご連絡は下記にて承ります。
http://nkbp.jp/booksQA